SOLO

SOLO

Peter McGraw

como ser feliz em uma vida inteiramente sua

Benvirá

Direção editorial Ana Paula Santos Matos
Gerência editorial e de produção Fernando Penteado
Gerenciamento de catálogo Isabela Ferreira De Sá Borrelli
Edição Julia Braga Tourinho
Design e produção Jeferson Costa da Silva (coord.)
Rosana Peroni Fazolari

Tradução Cristina Yamagami
Preparação Queni Winters
Revisão Mauricio Katayama
Diagramação Fernanda Matajs
Capa Tiago Dela Rosa

Dados Internacionais de Catalogação na Publicação (CIP)
Vagner Rodolfo da Silva – CRB-8/9410

M478s McGraw, Peter

Solo: Como ser feliz em uma vida inteiramente sua/ Peter McGraw ; traduzido por Cristina Yamagami. – 1. ed. – São Paulo : Benvirá, 2024.

256 p.

Tradução de: *SOLO: Building a Remarkable Life of Your Own*

ISBN 978-65-5810-084-3 (Impresso)

1. Autoajuda. 2. Felicidade. I. Yamagami, Cristina. II. Título.

2024-576 CDD 158.1
CDU 159.947

Índices para catálogo sistemático:
1. Autoajuda 158.1
2. Autoajuda 159.947

1ª edição, julho de 2024

Travessa do Ouvidor, 11 – Térreo e 6º andar
Rio de Janeiro – RJ – 20040-040

Atendimento ao cliente: https://www.editoradodireito.com.br/contato

Aos meus irmãos e irmãs solteiros, divorciados, separados, viúvos e casados, dedico este livro às experiências que compartilhamos e que foram muito além do nosso estado civil.

Sumário

Quebrando as regras em um mundo feito para dois

Olá! Meu nome é Peter McGraw.

Vinte anos atrás, quinze amigos fizeram uma despedida de solteiro para mim na minha nova casa no sopé das Montanhas Rochosas. Eu era um cientista comportamental de 34 anos e tinha acabado de ser contratado para lecionar na Universidade do Colorado em Boulder. Como a universidade estava promovendo um grande evento na ocasião, os hotéis da cidade estavam lotados e meus amigos ficaram hospedados nas casas dos meus vizinhos. Foi um fim de semana de trilhas, carreatas, pôquer, *wiffle ball*[1] e a obrigatória maratona de bares. Discursos foram proferidos. Fizemos incontáveis brindes. Recebi muitos tapinhas nas costas.

Só tinha um problema.

Eu não estava me casando.

Fiz uma despedida de solteiro sem estar noivo nem estar namorando.

As pessoas casadas celebram seu relacionamento de várias maneiras: festas de noivado, chás de panela, cerimônias de casamento, luas de mel, aniversários de casamento, renovações de votos e, é claro, des-

1. Nota da Tradutora: Uma variação reduzida do beisebol para ser jogada em espaços menores, como quintais e na rua.

pedidas de solteiro. Eu pensei: "Onde está escrito que ninguém pode celebrar a solteirice?".

O convite prometia aos meus amigos que eles poderiam "faltar à minha verdadeira despedida de solteiro – caso isso acontecesse um dia".

Os participantes fizeram a escolha certa. Eu nunca me casei. E nunca vou me casar.

Na ocasião daquela festa, eu já tinha passado mais da metade da vida nutrindo dúvidas sobre o casamento. Lembro-me da primeira vez em que a questão foi levantada, na cantina da escola no ensino médio. Alguém perguntou aos colegas à mesa: "Quando vocês vão se casar?".

"*Quando*", não "se".

Meus amigos, com o rosto cheio de espinhas, encarregados de decidir nosso destino, declararam em consenso: "Assim que terminar a faculdade". A resposta estava de acordo com as normas da época. A idade média do primeiro casamento era de 25 anos, nossos pais tinham filhos aos 30 e o único solteiro que eu conhecia no meu bairro de Nova Jersey era George, um vizinho com seus trinta e poucos anos que plantava maconha e tinha um *muscle car*.

Eu queria dizer aos meus colegas que estávamos colocando a carroça na frente dos bois. "Em vez de pensar em casamento, vocês não acham melhor começar guardando umas moedinhas no cofrinho? Além disso, nenhum de nós nunca viu um seio de perto". Mas me acovardei e respondi: "Só depois dos 30".

Aos 16, eu justificava minha resposta pouco entusiasmada sobre o casamento considerando a minha infância, que não remetia muito a um paraíso na terra. Meus pais nunca encontraram o "felizes para sempre" promovido pelo programa de TV número 1 da época: *The Cosby Show*. Meu pai estava longe do personagem Cliff Huxtable, uma figura paterna exemplar, carinhoso, divertido e envolvido na vida familiar. Pelo contrário, era um pai ausente lutando contra o alcoolismo.

Minha mãe estava longe de ser uma Clair Huxtable, uma advogada bem-sucedida, mãe zelosa e esposa dedicada. Ela vivia com raiva e se virando do avesso para pagar as contas da casa. Eles se divorciaram quando eu tinha 9 anos e minha irmã, 7.

Ao ver todos os amigos, parentes e colegas se casando e constituindo família enquanto você continua solteiro, você pode se sentir como um exilado. Entretanto, os demógrafos estão observando um aumento no número de pessoas solteiras em todo o mundo. Nos Estados Unidos, 127 milhões de adultos são solteiros. É quase um para cada dois adultos. Agora os solteiros finalmente podem se orgulhar de ter a própria panelinha.

Uma razão para esse aumento é que as pessoas estão se casando mais tarde. A idade média do primeiro casamento está chegando aos 30. (De repente, não fui o único que não revelou a verdadeira resposta na mesa da cantina.) Desse modo, as pessoas que acabam se casando e formando uma família passam uma maior proporção da vida solteiras (Figura 1). Os dados sugerem que se espera que uma mulher nascida hoje passe mais tempo da sua vida solteira do que casada. Como o casamento tende a ocorrer na metade da vida, a solteirice não é distribuída uniformemente ao longo da vida. Jovens e idosos têm maior probabilidade de serem solteiros.

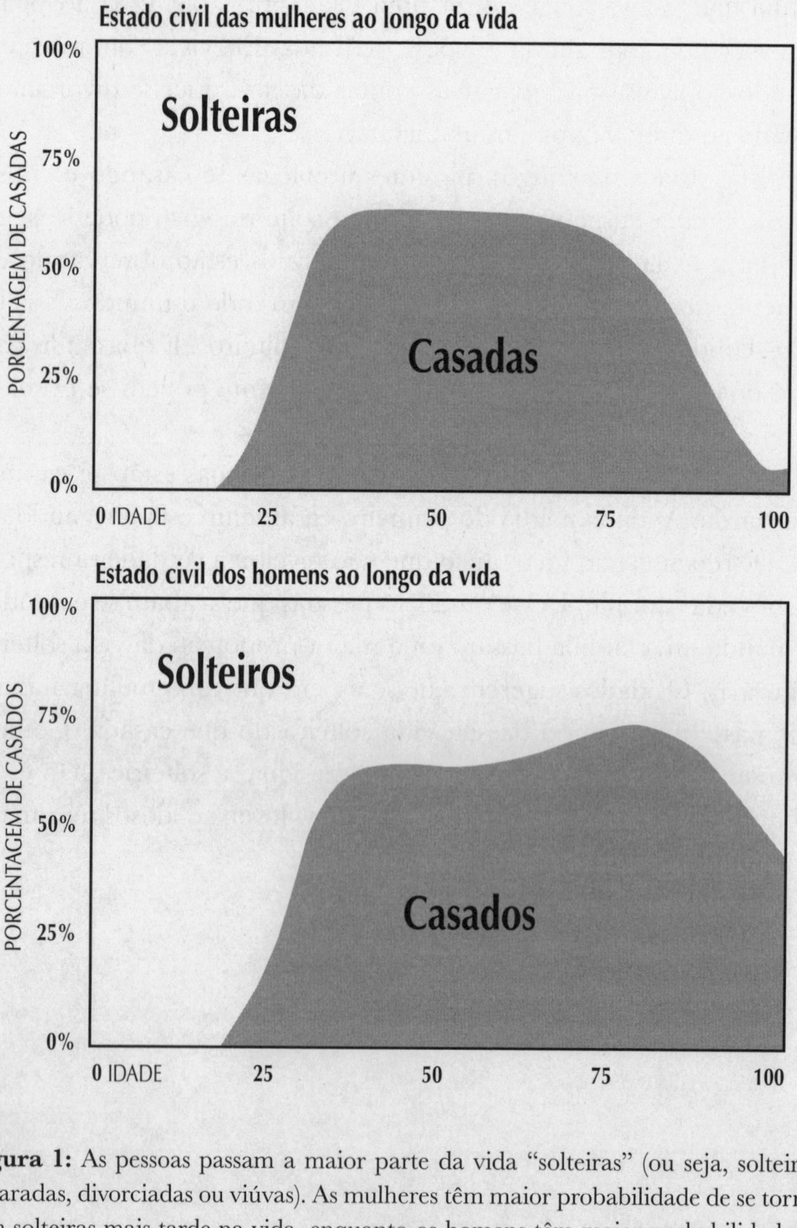

Figura 1: As pessoas passam a maior parte da vida "solteiras" (ou seja, solteiras, separadas, divorciadas ou viúvas). As mulheres têm maior probabilidade de se tornarem solteiras mais tarde na vida, enquanto os homens têm maior probabilidade de ser solteiros mais cedo na vida. Figura adaptada de *Flowing Data* (2016).

Os padrões de solteirice também variam entre homens e mulheres. Mais homens jovens são solteiros do que mulheres, mas o padrão muda à medida que as pessoas envelhecem. As diferenças de gênero no estado civil refletem a menor expectativa de vida dos homens, sua tendência a se casar mais tarde na vida e o fato de as pessoas preferirem namorar homens mais maduros. Eu sei. Fui um daqueles jovens dos quais as mulheres passavam longe. Podia ser um mestre no laser tag, mas, por mais que me esforçasse, eu simplesmente não conseguia impressionar as garotas.

A maioria das pessoas consegue *formar* um relacionamento, mas não é fácil *manter* o relacionamento. Todo mundo já ouviu a estatística de que 50% dos casamentos terminam em divórcio. O problema é que essa estatística divide o número de casamentos pelo número de divórcios no mesmo ano. Não dá para comparar as duas coisas. Por exemplo, se o número de casamentos em determinado ano diminui, a taxa de divórcio aumenta. Não faz sentido algum pensar assim, mas, se você está com seus cinquenta e poucos anos e está vendo todos os seus amigos se divorciarem, a estatística dos 50% *parece* real.

Os poucos estudos longitudinais dedicados a analisar a evolução temporal dos casamentos revelam que cerca de um em cada três casamentos atuais nos Estados Unidos terminará em divórcio. Até as duas em cada três pessoas que evitam o divórcio estão diante da probabilidade de 50% de morrer antes do cônjuge, que voltará à solteirice (no contexto deste livro, "o status de solteiro" ou "não casado"). E as chances de o cônjuge sobrevivente ser uma mulher são maiores.

O aumento da solteirice não se deve apenas ao fato de as pessoas passarem menos tempo casadas. Mais pessoas estão optando por ficar solteiras *para sempre*. Nos Estados Unidos, metade dos adultos é solteira, e metade dos solteiros não tem interesse em namorar (Figura 2). A tendência é ainda mais acentuada entre os mais jovens. As projeções do Pew Research Center revelam que até um em cada quatro millennials nunca vai se casar. (E, pelo andar da carruagem, os outros três podem se casar uns com os outros.)

Minha estatística favorita de todas é que 100% de todas as pessoas foram, estão ou voltarão a ficar solteiras. Como Mae West disse brincando: "Sou solteira porque nasci assim".

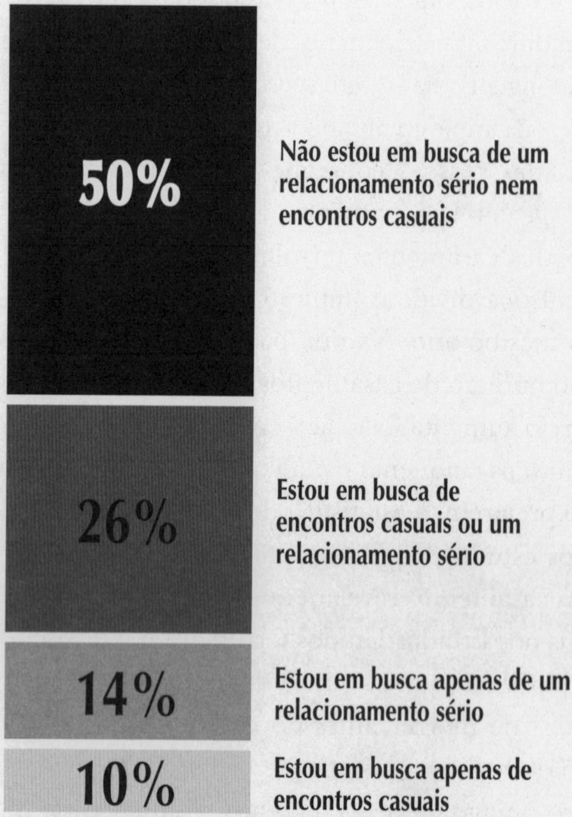

Figura 2: Metade dos solteiros não estão buscando um relacionamento sério nem encontros casuais. Dados do Pew Research Center (2020).

Além de nascerem solteiras e continuarem solteiras, as pessoas estão vivendo sozinhas em números sem precedentes. Nos Estados Unidos, 28% de todos os domicílios são compostos de uma pessoa só, o que representa a maioria dos tipos de domicílio. Residências com duas pessoas constituem o segundo tipo mais comum, com 24,6%. A família nuclear tradicional, definida como um casal com filhos menores de 18 anos, caiu para o terceiro lugar, com 19,5%.

Cada vez mais pessoas estão se entregando à vida de solteiro, atraídas pela liberdade e flexibilidade para ir atrás de oportunidades fora de série. Um estudo de 2019 do Pew Research Center revelou que menos pessoas nos Estados Unidos consideram que o casamento é parte necessária de uma vida plena, e menos de 50% dos adultos americanos acreditam que a sociedade seria melhor se as pessoas priorizassem casar-se e ter filhos.

O aumento do número de solteiros e de pessoas morando sozinhas é um fenômeno global; a porcentagem dos domicílios compostos de uma só pessoa está aumentando exponencialmente (Figura 3). A proporção de domicílios compostos de uma só pessoa é mais alta nos países escandinavos: Noruega (46%), Dinamarca (44%), Finlândia (43%) e Suécia (43%). Enquanto isso, Estocolmo e Londres competem pelo primeiro e o segundo lugar do mundo, respectivamente.

Apesar do meu ceticismo em relação ao casamento, eu queria namorar, ter um senso de companheirismo e, por que não, eventualmente transar. Na minha adolescência, as garotas eram quase uma espécie alienígena para mim. Minha única chance no baile de formatura foi com uma garota que acabou levando uma amiga. Acabei passando a noite com meus amigos, comendo comida chinesa e vendo um filme do Schwarzenegger. Esperei mais quinze anos para me apaixonar, ser traído e me ver novamente comendo comida chinesa e vendo filmes do Schwarzenegger.

Quando finalmente comecei a ter algum sucesso no campo do romantismo, em geral os relacionamentos eram maravilhosos, mas alguma coisa meio que não me caía bem – como um terno caríssimo, porém feito para outra pessoa. Um modelo de relacionamento no qual o parceiro romântico tinha que ser *tudo* na vida da pessoa parecia mais como uma camisa de força.

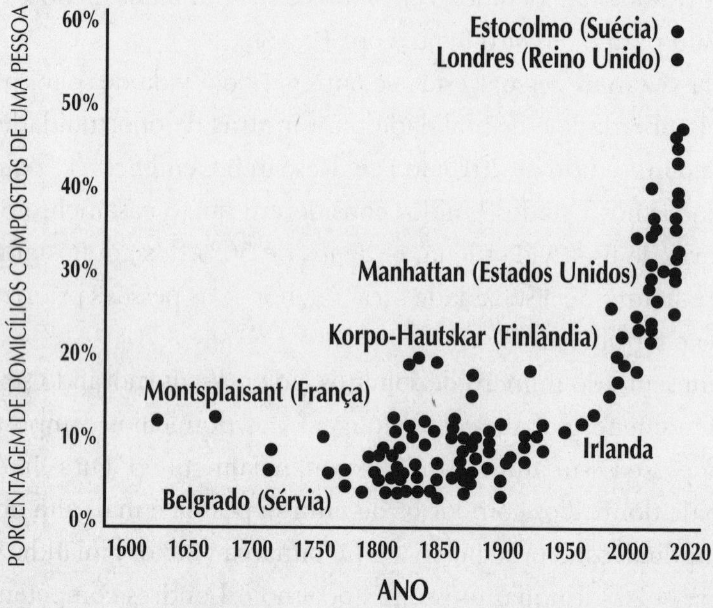

Figura 3: O número de adultos que moram sozinhos quase dobrou nos últimos cinquenta anos. Trata-se de um fenômeno global que teve início mais de cem anos atrás, nos países industrializados, e é especialmente comum nas nações mais ricas. Figura adaptada de *Our World in Data* (2019).

Quando eu estava em uma camisa de força – ou seja, em um relacionamento sério –, com mais ou menos um ano e meio de relacionamento (se é que chegávamos tão longe), minha namorada sugeria que morássemos juntos. Sabendo das implicações da minha resposta, eu recusava com relutância, nós dois caíamos no choro e o relacionamento terminava.

Além disso, eu nunca quis filhos. Uma das razões era por uma questão prática. Eu queria fazer muitas outras coisas. A outra razão é que eu sempre achei que o caminho para a minha felicidade não passava por ter filhos. Afinal, meus pais tiveram filhos e não foram felizes. Muito pelo contrário.

No fim das contas, acabei me descobrindo um criador de tendências. Dados do Pew Research Center de 2020 revelam uma redução nas taxas de fertilidade nos Estados Unidos, caindo para apenas 1,73 nascimento no decorrer da vida de uma mulher em 2018. Esse número fica muito abaixo do nível mínimo de substituição da população, de 2,1 nascimentos. A queda constante no número de pessoas que têm filhos desde 1960 diminui ainda mais a necessidade percebida de se casar.

Quando eu estava quase chegando à marca dos 40 anos, um encontro casual em uma viagem a trabalho levou a um romance com uma fashionista divertida e introvertida. Apesar de eu ser contra relacionamentos a distância, demos início a um caso de amor apaixonado. Ela me fez sentir a pessoa mais importante do mundo. O relacionamento foi arrebatador, mas ainda assim tinha algo que não era para mim. A fashionista, que estava com seus trinta e poucos anos, queria filhos e não tinha tempo a perder com um homem mais interessado em fazer uma vasectomia do que comprar uma minivan para a família.

O relacionamento terminou. Entra a choradeira. Ainda somos amigos e ela realizou seu desejo: uma grande casa no subúrbio, dois filhos e um cachorrinho da moda. Suspeito que o término do relacionamento nos salvou de um divórcio e de uma batalha furiosa pela custódia do cãozinho.

Dito isso, a separação foi sofrida. Passei um ano inteiro no fundo do poço. Comida chinesa, filmes do Schwarzenegger, a coisa toda. Queria ter aquela mulher maravilhosa na minha vida, mas para isso precisaria mudar o que eu queria da vida. Enquanto chafurdava no meu sofrimento e me perguntava o que havia de errado comigo por não conseguir fazer *outro* relacionamento dar certo, tive um insight que pode parecer trivial, mas que para mim foi muito profundo. Lembro-me exatamente de onde eu estava no apartamento quando a ficha caiu:

"Sou feliz quando estou solteiro."

Foi um momento eureca, mas o insight já vinha se formando há algum tempo. É claro que eu tinha minhas questões, mas, no fim das contas, eu estava vivendo a vida que queria. Não precisava de ninguém para me fazer feliz. A fashionista (ou qualquer outra pessoa) não tinha como resolver meus maiores problemas na época: situações no trabalho, uma dor lombar tão terrível que eu não conseguia passar mais de meia hora de pé e um relacionamento tenso com minha mãe, cujo estado mental e saúde física pioravam a cada dia.

Sem que eu soubesse, estava me transformando de um solteiro em um Solo.

Este livro é basicamente sobre isto: reinventar-se. Apresento um guia para criar uma identidade que transcenda o estado civil para você poder ter uma vida extraordinária – que eu gosto de chamar de uma "vida fora de série". Minha transformação levou décadas de empenho, mas a ideia é acelerar a sua reinvenção.

Seja um lobo solitário ou a alma da festa, os Solos se veem como uma pessoa completa. Os solteiros costumam se guiar por aquela velha e falsa narrativa que todo mundo já ouviu – é bom ser casado, não é bom ser solteiro – e estão esperando e torcendo para encontrar sua "cara-metade", finalmente se completar e ter uma vida melhor. Já os Solos não veem a vida de solteiro como algo inferior. Eles sabem que são diferentes e gostam disso.

Os Solos adoram a autonomia, a independência e a autossuficiência, mas não deixam de se conectar com a comunidade. Buscam satisfazer as próprias necessidades e veem os relacionamentos – românticos ou platônicos – como um meio de melhorar, não consertar, a vida. Nem todos os solteiros são Solos e nem todos os Solos são solteiros. Ser um Solo não tem nada a ver com o estado civil. Os Solos podem entrar e sair de relacionamentos românticos sem perder a identidade.

Por fim, os Solos questionam as premissas que regem os relacionamentos românticos. Sabem que nem todo mundo quer nem precisa seguir o roteiro tradicional de namorar, casar e constituir família. Os Solos também questionam "as regras" como um todo. Eles não veem problema algum em adotar valores e estilos de vida que divergem do convencional. Assim como não optam naturalmente por um relacionamento romântico, os Solos adoram ser não convencionais.

Ser um Solo é reconhecer que a solteirice é a condição natural que valoriza o que cada pessoa tem de especial. Ser um Solo é parar de esperar e começar a viver a vida que você quer agora. (Mais uma vez, a exemplo da fabulosa Mae West.)

Não vai ser fácil se transformar de solteiro em Solo. No entanto, quando você conseguir, a transformação terá um efeito cascata que vai além do sexo, do namoro e do romance. Ao me aproximar dos 40 anos e suspeitando que meu futuro não incluiria uma família, eu poderia ter comprado um conversível vermelho e começado a plantar maconha. Em vez disso, peguei o tempo, o dinheiro e a energia que teria dedicado a uma família e os usei para levar uma vida extraordinária – a minha vida fora de série.

A expressão "fora de série" é usada para descrever algo ou alguém que é digno de nota, extraordinário ou excepcional. Uma vida fora de série se destaca na multidão. Uma vida fora de série chama a atenção das pessoas. Se você escolher levar uma vida fora de série, saiba que nem todos os comentários serão sempre positivos. O que significa ter uma vida fora de série? Basicamente, uma vida fora de série é a vida que cada um escolhe ter – alinhada com os objetivos, as preferências, os valores e o estilo de vida de cada um. Cada um terá de encontrar sua própria vida fora de série. Os cientistas comportamentais chamam isso de heterogeneidade ou, como minha mãe costumava dizer, "cada um com seu cada qual".

Uma vida fora de série não é definida apenas pela maneira como as pessoas alocam seu tempo, mas pelo nível de satisfação delas em relação a isso. Alguém pode estar levando o que, para quem vê de fora, parece uma vida ideal, porém estar muito insatisfeito. Por outro lado, uma pessoa pode levar uma vida aparentemente normal, mas absolutamente gratificante.

Da mesma forma como a satisfação em ser solteiro é mais importante que o fato de ser ou não solteiro, o processo é mais importante que o resultado. O que faz com que uma vida seja fora de série não depende da linha de chegada, mas do progresso em direção a seu pleno potencial. Quanto mais o progresso estiver alinhado com o potencial, mais a vida será fora de série.

Minha jornada para me transformar de um solteiro em um Solo avançou junto com a carreira acadêmica. Como cientista comportamental e professor de administração, comecei pesquisando a interação entre poder de decisão, emoção e escolha, pesquisando especificamente a psicologia moral e o que faz as coisas serem consideradas "erradas". Contudo, como professor assistente, tive a oportunidade de responder a uma pergunta de 2.500 anos: "O que torna as coisas engraçadas?" Como eu não sabia se seria contratado como professor, apostei tudo na pesquisa do humor, fundei o Laboratório de Pesquisa do Humor (o Humor Research Lab, também conhecido como HuRL), cruzei o mundo para descobrir o que torna as coisas engraçadas, escrevi livros, criei podcasts, criei um game show e me apresentei em um clube de comédia profissional. Um colega chamou minha decisão de dedicar-me a decifrar o código do humor de "assassina de carreira".

Ao longo do caminho, consegui retomar meu relacionamento com minha mãe, curar minha dor nas costas e fui contratado pela universidade. Mesmo assim, sempre tive uma voz na minha cabeça repetindo a narrativa de que eu não prestava para relacionamentos. "Compromisso-fóbico." "Egocêntrico." "Peter Pan."

Ao concluir meu projeto de codificação do humor, me vi atraído pelo meu trabalho mais importante de todos: ajudar pessoas solteiras a ter uma vida fora de série. Lancei um podcast que chamei de *Solo* para celebrar as oportunidades que só os solteiros têm. Poucos podcasters falavam sobre a solteirice em termos positivos e eu não tinha como saber como o meu podcast seria recebido. Não demorou muito para os solteiros começarem a me mandar DMs – não para me pedir em namoro, mas para me agradecer. A mensagem de uma ouvinte dizia: “Quando encontrei seu podcast, meus olhos se abriram para a realidade de que eu não preciso de alguém para ser uma pessoa completa, que posso levar uma vida espetacular, não *apesar* de ser solteira, mas *porque* sou solteira”. Outro ouvinte concluiu uma mensagem de agradecimento com a seguinte frase: “Que bom que você existe!”. Entra mais choradeira.

A partir daí, o projeto Solo decolou. Organizei Solo Salons, encontros inspirados nos salões franceses do século XVIII. Solteiros orgulhosos se reúnem para socializar e ouvir palestras, shows de comédia, poesia, música e dança. Tenho um projeto de pesquisa chamado *Single Insights* que analisa como os solteiros são preteridos e subvalorizados no mercado de trabalho. Cheguei a ser convidado para o programa de entrevistas *Today Show* com Maria Shriver para falar sobre o movimento Solo. Outro colega me deu uma dura por dedicar tempo demais ao projeto Solo. Só que eu me recuso a parar. Não tenho como parar. Estou simplesmente obcecado pelo tema.

Comecei o projeto com três perguntas. Primeiro, queria saber por que as experiências de solteiros fora de série eram diferentes do que diz a sabedoria convencional e a cultura popular. Por que a realidade dos solteiros é tão diferente das percepções da sociedade? Em segundo lugar, fiquei fascinado pelo foco limitado da sociedade em um tipo de relacionamento romântico aceitável, em geral culminando em casamento. Se alguém quiser quebrar as regras e ter um relacionamento não convencional ou nenhum relacionamento, como essa pessoa poderá superar os mitos, o estigma e a discriminação? A terceira pergunta dizia respeito às pessoas que renunciam ao caminho convencional de casar-se e constituir família. Quais outros caminhos levam a uma vida fora de série? Quais estilos de vida gratificantes existem além do estilo romântico – e do Sonho Americano em geral?

As pessoas que se casam (ou têm um relacionamento de longo prazo) se beneficiam da aprovação da sociedade, de políticas públicas, do apoio de religiões, terapia de casal e um zilhão de livros de autoajuda. Todo mundo quer ajudar. Todo mundo menos os advogados especializados em divórcio. Os solteiros não contam com todo esse apoio. Muitos livros para solteiros se dedicam a ensinar os leitores a "encontrar um parceiro" ou "lidar com a situação". Se você quiser um livro que faz as duas coisas, compre um exemplar de *Como sair com homens quando você odeia homens*.

O livro é para *todos* os solteiros – quer você seja solteiro por opção ou por circunstância, quer nunca tenha se casado, seja separado, divorciado ou viúvo. Você pode estar cansado de se sentir deslocado. Pode estar empolgado com uma nova abordagem para a vida porque os padrões não funcionam para você. Pode ter notado um padrão recorrente de relacionamentos fracassados e pode estar em busca de insights ou até de uma alternativa ao caminho tradicional. Ou pode estar apenas querendo entender melhor seu mundo.

Você está em um relacionamento, mas pegou este livro para ler? Não se preocupe, o movimento Solo é um grande guarda-chuva. Nem todos os Solos são solteiros. Você pode ter percebido que não consegue manter um parceiro por muito tempo. Pode estar namorando, mas quer ter mais independência. Pode querer mais tempo sozinho. Pode não estar sentindo que o seu parceiro é a sua "metade da laranja" e quer encontrar um jeito de mudar as regras.

Qualquer aliado é bem-vindo. Você é um pai ou educador e quer transmitir conhecimento e orientação aos jovens que estão iniciando a jornada rumo à idade adulta? É membro de uma comunidade ou de um grupo religioso buscando entender e ajudar membros solteiros? É um profissional de saúde mental ou um life coach buscando expandir seu kit de ferramentas para atender clientes solteiros? Está precisando de um livro para dar a um amigo que vive falando dos mesmos dilemas de namoro?

Independentemente de como tenha chegado até aqui, receba as boas-vindas! Há muito para compartilhar e aprender no caminho para se transformar de um solteiro em um Solo e para ter uma vida fora de série.

Quando comecei minha pesquisa, fiquei surpreso ao ver o tamanho e a complexidade do tema da vida de solteiro. Compreender as implicações da condição de solteiro para o indivíduo e a sociedade requer um entendimento de psicologia, sociologia, antropologia, demografia, economia, ciência política e história. Apresentarei pesquisas que revelarão benefícios ocultos da solidão, desmistificarão o paradoxo do casamento – uma instituição reverenciada que, muitas vezes, serve mais à sociedade que ao indivíduo – e apresentarão as oportunidades e os desafios que os solteiros enfrentam em um mundo feito para dois.

Meu treinamento como pesquisador me ensinou a questionar a sabedoria convencional e a corrigir os equívocos que os defensores do casamento promovem valendo-se de estatísticas. Conduzi minhas próprias pesquisas, fazendo levantamentos tanto com solteiros quanto com não solteiros. Compartilharei os resultados, bem como as muitas razões para o impressionante aumento da opção pela vida de solteiro, incluindo como solteiros felizes geram mais solteiros felizes.

Minha tese: ser solteiro não é tão ruim – e o casamento não é tão bom – quanto você foi levado a acreditar. Se você não gostou da tese ou acha que não tem nada a ver, devo dizer que ela conta com o respaldo de dados científicos.

Não tenho nada contra o casamento. Só acho que as pessoas tendem a optar por esse tipo de relacionamento sem muita reflexão. O matrimônio é ideal para algumas pessoas e desastroso para outras. Conheço pessoas que nasceram para o casamento; elas têm relacionamentos maravilhosos e seriam muito infelizes sem um parceiro. Conheço pessoas que não tiveram sorte em seu relacionamento e gostariam de se livrar dele. Conheço pessoas tristes, solitárias e solteiras desejosas de encontrar sua "cara-metade". Conheço pessoas solteiras que estão vivendo o melhor da vida. Também sei que o casamento é apenas uma das muitas maneiras de ter uma vida fora de série.

Relacionamentos e moralidade andam lado a lado. Em consequência, é inevitável esbarrar em comportamentos que você ou algumas pessoas considerariam instintivamente "errados". Meu padrão para decidir se algo é certo ou errado passa por duas condições: consentimento e dano. Se houver consentimento entre as partes e nenhum dano for causado, as pessoas devem ser livres para fazer o que quiserem. É fácil julgar a primeira condição. A segunda é mais difícil. Se fosse fácil, os filósofos ficariam desempregados.

Para ajudar a navegar pelas ideias aqui contidas, peço três coisas.

Vulnerabilidade. Qualquer desvio do roteiro convencional de fazer faculdade, conseguir um emprego, casar-se, comprar uma casa, constituir uma família e viver na esperança de chegar até a aposentadoria terá recompensas e riscos. Os insights apresentados neste livro são, em grande parte, descritivos, com o objetivo de delinear possibilidades, e não são prescritivos (de maneira alguma tenho a pretensão de saber o que é melhor para você). Dessa forma, o verdadeiro sucesso reside em identificar o que torna a sua vida fora de série e não se incomodar com isso, mesmo se não estiver de acordo com as normas sociais. Tenha coragem.

Uma mentalidade de abundância. Não é fácil mudar de ideia, mas pode ser mais fácil mudar de ideia do que mudar a situação. Os seus desafios e oportunidades são determinados, em parte, por onde você nasceu, por seu gênero, raça, religião, orientação sexual, classe social e talentos. Uma vida Solo fora de série para uma mulher na Arábia Saudita é diferente daquela para uma mulher na Suécia. O seu caminho pode ser mais difícil ou mais fácil que o dos outros. Contudo, pesquisas revelam que as pessoas que se concentram nas oportunidades e não nas limitações têm maiores chances de sucesso. E são mais felizes.

Mente e coração abertos. Apresentarei uma ampla gama de perspectivas, incluindo as de assexuais, poliamoristas e anarquistas. Muitas ideias não se encaixam nas regras tradicionais que você deve ter aprendido. Assim como as pessoas podem não aprovar as escolhas não convencionais que você fizer, as escolhas delas podem pôr em xeque os seus valores e crenças. Peço que explore diferentes crenças e comportamentos com curiosidade e compaixão. Não vai ser fácil – e tudo bem.

Não tenho pretensão alguma de alegar que sou o guia ideal para essa jornada tão pessoal e até controversa. Tive aventuras casuais e términos dos quais me arrependo. Minha personalidade e minhas opiniões não são para todos. Minha amiga Julie costuma avisar os amigos que estão prestes a me conhecer: "Meu amigo Peter vai estar lá. Nem todo mundo se dá bem com ele". Apesar do meu crescimento pessoal e da minha perspectiva profissional, ainda tenho a experiência limitada de ser um homem americano heterossexual, branco, de meia-idade, que fez faculdade, pós-graduação e trabalha no mundinho acadêmico.

Por sorte, tenho um grupo incrível e diversificado de amigos, especialistas, amantes, colegas e membros da comunidade Solo que contribuem para ampliar minha perspectiva. Eles me desafiam a crescer. Você conhecerá alguns deles – alguns na forma do que chamo de "Cartas de Amor Solo" espalhadas ao longo do livro. Sou muito grato a eles pela generosidade.

Apesar de todos os meus defeitos, estou aqui para guiar você ao longo de sua jornada – de solteiro a um Solo fora de série.

Vamos lá!

1

A domesticação humana

O famoso jogo de tabuleiro Jogo da Vida foi inventado por Milton Bradley em 1860. Educador e religioso, Bradley inventou a icônica roleta porque associava os dados a jogatina. A versão original recebeu o nome de O Jogo de Xadrez da Vida em virtude do layout na forma de tabuleiro de xadrez e do trajeto quadriculado com as recompensas e os riscos da vida, como riqueza, pobreza, felicidade ou infortúnio. Tinha até uma casa para um "duelo", que pelo jeito ainda era popular em 1860.

O Jogo da Vida passou por uma grande revisão em 1960, para seu centésimo aniversário. A roleta foi mantida, mas a nova versão mudou muito em relação à original, que era mais focada na busca pela virtude. A nova versão refletia o otimismo dos anos 1960. Os jogadores giram a roleta e movem suas respectivas peças – carrinhos em cores vivas – pelo tabuleiro, encontrando eventos da vida pelo caminho: conseguir um emprego, casar-se, ter filhos e aposentar-se como um milionário. Enfim, realizar o famoso Sonho Americano.

O Jogo da Vida é chocante pela pouca liberdade que dá aos jogadores. Refletindo a conformidade da época, apenas alguns pontos do tabuleiro apresentam uma bifurcação que permite aos jogadores escolherem o caminho desejado. Por exemplo, os jogadores podem escolher o "Caminho familiar", que resulta em um ou mais filhos, ou um "Caminho da vida" sem filhos. Enquanto a versão original deixava o matrimônio nas mãos da sorte, na versão de 1960 o matrimônio passou a ser obrigatório. Todos os jogadores precisam parar ao lado da igreja e colocar um pino do cônjuge, rosa ou azul, no banco do passageiro de seu carro. Lembro-me de uma sensação estranhamente satisfatória naquele ato, como se tivesse realizado algo especial.

O casamento obrigatório refletia as normas sociais da época, já que, em 1960, 90% dos adultos americanos eram casados ou viriam a se casar. (A idade média no primeiro casamento era de apenas 21 anos.) Poucas estatísticas chegavam perto dessas proporções. Sessenta e dois por cento dos eleitores votaram nas eleições presidenciais Kennedy/Nixon,[1] a frequência à igreja era de 63% e a taxa de conclusão do ensino médio era de 65%. Desde então, as taxas de conclusão do ensino médio aumentaram, a frequência à igreja diminuiu e a participação nas eleições quase não mudou.

Enquanto isso, as taxas de casamento caíram – na verdade, despencaram. No entanto, a sociedade ainda se parece com a de 1960 em muitos aspectos, ou seja, feita para dois. Para entender como o mundo foi feito para dois – e um tipo específico de dois – precisamos voltar alguns milhões de anos na história, conhecer a Lucy e descobrir o que faz com que os seres humanos sejam uma espécie única no reino animal.

Descoberta por paleoantropólogos na região de Afar, na Etiópia, em 1974, Lucy é um fóssil incrivelmente preservado de uma fêmea da espécie hominídea *Australopithecus afarensis*, que vagou pela Terra sobre duas pernas entre 3,9 e 2,9 milhões de anos atrás. A descoberta de Lucy foi de extrema importância para entendermos o que faz dos humanos uma espécie sem igual. Como seus descendentes humanos – que existem há 2,9 milhões de anos, e o *Homo sapiens* (nós), que existe há 200 mil anos –, ela viveu como uma caçadora-coletora.

1. Nota da Tradutora: Lembrando que, nos Estados Unidos, o voto não é obrigatório.

Lucy pode ter tido parceiros, ter criado fortes vínculos emocionais com outros hominídeos e pode ter tido filhos. Porém, se quisesse subir ao altar, teria que esperar uns três milhões de anos, até o ano 2350 a.C., quando ocorreu o primeiro casamento documentado entre um homem e uma mulher na Mesopotâmia. Se você não estiver a fim de parar de ler para consultar um mapa, a Mesopotâmia ficava onde hoje estão localizados o Iraque, o Kuwait, a Turquia e a Síria. Se não estiver a fim de parar para fazer as contas, isso foi há apenas 4.377 anos.

Para colocar tudo isso em perspectiva, o matrimônio – uma cerimônia tão difundida e um marco tão importante no desenvolvimento humano – originou-se há muito pouco tempo na história da humanidade. Antes de sua invenção, o normal era ser solteiro.

Muito antes de inventarem o conceito de "doce lar", os humanos conseguiram estabelecer-se como os predadores indiscutíveis em escala global. Alcançaram essa vantagem extraordinária não pela força bruta, nem pela velocidade excepcional nem pela habilidade de jogar uma lança, mas por uma capacidade excepcional de cooperar e criar culturas.

Os humanos são altamente cooperativos, fato que pode surpreender depois de passar um tempo nas redes sociais. As raízes dessa cooperação são mais claras nos comportamentos de caça e coleta. Os humanos estabeleceram uma divisão de trabalho com base em habilidades individuais, criando, na prática, uma linha de montagem pré-histórica. Essa estrutura aprimorou muito a cooperação e melhorou as fontes de alimentos. Uma nutrição melhor levou a um cérebro maior. Um cérebro maior levou ao desenvolvimento do aprendizado, do ensino e do planejamento. Tudo isso criou um efeito cumulativo de otimização e inovação, fundamental para o desenvolvimento da cultura.

O desenvolvimento da "mentalização", a capacidade de entender que outras pessoas podem ter conhecimentos diferentes, foi um fator essencial de cooperação e criação de culturas. Mentalizar é fundamental para a transmissão de informações valiosas, permitindo que uma pessoa descubra algo e transmita esse conhecimento para outras pessoas. Outros animais não conseguem fazer isso – e não é só porque eles não têm a Wikipédia. A língua ajudou no surgimento da aprendizagem cultural, mas não foi o único impulsionador. Enquanto a linguagem surgiu na nossa espécie há cinquenta mil anos, a mentalização existe há quase dois milhões de anos.

A capacidade dos humanos de inventar e adotar não apenas invenções físicas, como o fogo, a roda e as air fryers, como também práticas culturais, diferencia a nossa espécie dos outros animais. Somos aprendizes culturais. Em seu livro *The Secret of Our Success* ("O segredo do nosso sucesso", em tradução livre), Joseph Henrich enfatiza que a capacidade dos humanos de aprender e ensinar é essencial para as nossas conquistas e lutas sociais. Segundo Henrich, a cultura é "o grande conjunto de práticas, técnicas, heurísticas, ferramentas, motivações, valores e crenças que todos nós adquirimos da infância à idade adulta, em grande parte ensinados por outras pessoas".

Da invenção da moda à Fórmula 1, do basquete ao break dance, a cultura torna o nosso mundo interessante e divertido, expandindo o que faz a vida valer a pena para além de uma refeição saborosa ou dos prazeres da carne.

Desde os primeiros desenhos "artísticos" na parede de uma caverna até um comediante que leva a plateia a chorar de rir, a cultura permitiu que os humanos desenvolvessem outras maneiras de se destacar além de caçar ou coletar – o que é bom. Dá para imaginar seus colegas tentando caçar um mamute peludo com lanças em vez de roubar o seu almoço na geladeira do escritório?

O aprendizado cultural se manifestou de maneiras tangíveis, como técnicas para prender um mastodonte em um pântano a fim de abatê-lo com mais facilidade (mas que mastodonte burro!). Por outro lado, outros elementos culturais são "ficções" intangíveis – histórias imaginativas e crenças compartilhadas, destacadas por Yuval Harari em seu livro *Sapiens: uma breve história da humanidade*. À medida que as sociedades se tornaram mais complexas e menos interligadas, desconhecidos passaram a interagir em grande escala e tiveram a necessidade de criar ficções – mitos, religião e folclore – para entender o mundo e melhorar a cooperação.

Dinheiro, democracia, mercado de ações, diplomas universitários, propriedade de terras e até o conceito de ser um cara "legal" são exemplos de ficções de grande importância social. Os estudiosos se referem a essas ficções como "construtos sociais". Eu, particularmente, prefiro o termo que Harari usa, porque "ficções" serve como um lembrete claro de que muitas coisas que nos parecem tão importantes não passam de *invenções*.

Gosto de usar o teste do apocalipse zumbi para saber a diferença entre fatos tangíveis e ficções inventadas: em um apocalipse, a cultura desmorona. Levar um tiro ainda dói e os orgasmos continuam deliciosos, mas as ficções que denotam sucesso e status – um diploma de Harvard ou a casa própria – perdem o sentido. O que importa é a realidade imediata. "Você sabe acender uma fogueira?", "Você sabe suturar uma ferida?" e, o mais importante, "Você sabe matar zumbis?".

Deixando de lado o apocalipse zumbi e olhando para a maneira como a humanidade evoluiu, não podemos ignorar nossa extraordinária capacidade de criar ordem a partir do caos por meio da aprendizagem cultural.

Os humanos são, ao mesmo tempo, os domesticadores e os domesticados.

Somos máquinas de criar regras. Considere a maneira como domesticamos os lobos e os transformamos em cachorrinhos em menos de quinze mil anos, recompensando o bom comportamento e punindo o mau para estabelecer uma harmonia. Também somos máquinas de obedecer a regras. Criamos leis, normas e costumes que facilitam a cooperação e ajudam as sociedades a funcionar.

Algumas regras são explicitamente definidas e documentadas, como as leis. Outras são normas sociais tácitas, porém amplamente reconhecidas. As regras tácitas são mais numerosas e socialmente aplicadas. Crianças de apenas 3 anos as aprendem e seguem com base apenas na observação, sem precisar que alguém lhes ensine explicitamente. As crianças chegam a impor essas regras, expressando desaprovação quando são quebradas. Os adultos também não hesitam em julgar quando alguém viola essas normas – basta dar uma olhada nas redes sociais.

O problema das regras está em sua natureza variável. Muitas são arbitrárias, algumas são prejudiciais e outras se baseiam em convenções imperfeitas. As convenções estão sempre em evolução, acompanhando as evidências científicas e o progresso cultural. Hoje em dia, os cirurgiões lavam as mãos antes de uma cirurgia, as mulheres solteiras não são mais consideradas bruxas e, para o bem ou para o mal, a Coca-Cola deixou de conter cocaína.

Agora vamos fingir que estamos jogando O Jogo Pré-Histórico da Vida. Você obteve a tanga mais moderna, entalhou suas ferramentas e sua tribo está desenvolvendo uma cultura mais complexa. Você girou a roleta e teve a sorte de dar um grande salto adiante. Você começa a cultivar! Esse caminho só se tornou possível depois que o povo inteligente do Crescente Fértil da Mesopotâmia começou a cultivar trigo, cevada e lentilhas em 12000 a.C. Se não estiver a fim de fazer as contas, isso foi há 14.024 anos.

Fazia sentido estabelecer-se para cultivar e criar animais de fazenda (gado, ovelhas, cabras, porcos, galinhas). A agricultura possibilitou armazenar alimentos para serem consumidos em tempos de escassez, oferecendo um abastecimento alimentar mais estável e confiável. Embora a agricultura tenha resolvido uma série de problemas, também introduziu desafios profundos relacionados à cooperação, propriedade da terra, reprodução, criação dos filhos e divisão do trabalho. Em resposta, as sociedades desenvolveram novas regras e invenções.

Entre essas invenções estava a instituição do casamento.

Agora que você tem uma fazenda, é hora de girar a roleta para encontrar um parceiro. Entretanto, as regras do Jogo Pré-histórico da Vida determinam que você não pode escolher qual pino colocar na sua carroça. Seu cônjuge é escolhido pela sua família, talvez com a contribuição da comunidade. Os primeiros casamentos foram acordos entre famílias – uma invenção prática que estruturou a vida familiar, regulamentou a paternidade e a maternidade e firmou alianças estratégicas.

Os casamentos arranjados, assim como os acordos comerciais, eram parcerias legais centradas na consolidação de terras, riqueza e poder. Uniram famílias interessadas na prosperidade de suas fazendas, negócios e descendentes. Na prática, essa aliança substituiu uma estrutura tribal por estruturas familiares estendidas centradas na agricultura como um negócio.

A era agrária deu origem ao patriarcado – um sistema no qual os homens (não as mulheres) detêm grande poder e dominância na sociedade. O casamento foi inventado pelos homens, e as mulheres eram tratadas como propriedades, com sua vida, rendimentos e até sexualidade controlados pelo marido. Os dotes e as transferências econômicas mercantilizaram as mulheres. Em alguns casos extremos, as mulheres eram raptadas e transformadas em noivas.

O surgimento do patriarcado foi possibilitado pela divisão do trabalho baseada em gênero. A divisão do trabalho, uma das características definidoras da humanidade, tornou-se mais opressiva com a agricultura. A cooperação baseada em gênero era comum nas sociedades de caçadores-coletores. As mulheres tendiam a procurar alimentos, colhendo frutas e nozes, enquanto os homens caçavam (mas havia alguma sobreposição de funções). Como tanto a caça quanto a coleta de alimentos eram essenciais para a sobrevivência, as tribos eram relativamente mais igualitárias. Entretanto, a divisão do trabalho baseada em gênero não era igualmente valorizada na agricultura. Os homens assumiam funções que exigiam força física, como arar, colher e criar animais, enquanto as mulheres se dedicavam às tarefas domésticas e à criação dos filhos, funções menos valorizadas.[2]

Os primeiros acordos entre noivas e noivos tinham raízes na praticidade, não no amor. Em um casamento arranjado, a esposa esperava que o marido fosse gentil e não a agredisse. Na melhor das hipóteses, ela esperava que pudesse surgir um relacionamento amoroso. Contudo, esses casamentos normalmente resultavam em famílias numerosas. Embora seja comum ouvir a explicação de que a elevada taxa de natalidade se destinava a fornecer mão de obra adicional para a agricultura, uma explicação melhor envolve a ausência de um controle de natalidade confiável. Ainda mais importante, os filhos garantiam que a riqueza permanecesse na família.

Na era agrária, os homens viajavam para fins comerciais ou em busca de novas oportunidades, ao passo que as mulheres eram as principais responsáveis pelas tarefas domésticas e pela criação dos filhos. O casamento criou barreiras culturais e legais destinadas a garantir que os homens regressassem ao lar e se mantivessem envolvidos na vida dos filhos, preservando, assim, a linhagem familiar. Basicamente, os pais tinham mais chances de retornar ao lar se houvesse consequências para o abandono da família, como a obrigação de pagar pensões para os filhos, e se tivessem a garantia de que os filhos de fato eram seus, conforme imposto pelas regras da monogamia. Afinal, não existiam testes de DNA na época.

Os historiadores acreditam que a monogamia se tornou dominante nos casamentos ocidentais em algum momento entre 500 e 800 d.C. A ascensão da monogamia foi impulsionada, principalmente, pela igreja cristã, junto com os casamentos arranjados. Desse modo, a monoga-

---

2. Nota do Autor: Em inglês, o termo *animal husbandry* (criação e manejo de animais) vem da palavra *husbandry*, do inglês médio (aproximadamente 1100-1500 d.C.), que se refere ao cultivo ou à administração de assuntos domésticos. A palavra *husband* (marido) referia-se originalmente a um chefe de família ou a um agricultor do sexo masculino que administrava os recursos da família ou da propriedade agrícola.

mia facilitou linhas claras de sucessão hereditária (ou seja, "estes filhos são meus"). Além disso, os votos de fidelidade (ou seja, "até que a morte nos separe") costumavam ser declarados em público diante da família, dos amigos e de Deus, o que ajudava a manter os homens envolvidos na vida familiar.

Nas tribos de caçadores-coletores, as parcerias costumavam se formar com base na atração mútua, levando a uma ligação afetiva, mas esses laços raramente duravam a vida toda. (Qualquer pessoa que já teve um "relacionamento-relâmpago" sabe como é isso.) Pesquisas sugerem que a duração típica de uma ligação afetiva é de um a três anos, daí o termo "fase da lua de mel". Quando a fase da lua de mel chegava ao fim na época dos caçadores-coletores, um pai não podia simplesmente decidir sair para comprar cigarro e nunca mais voltar. Para começar, não havia lojas de conveniência e, depois, sair sozinho por aí era uma sentença de morte.

Vou poupar você da descrição do Jogo da Vida da Era Industrial. Vale notar, contudo, que a Era do Iluminismo, nos séculos XVII e XVIII na Europa, trouxe importantes mudanças na maneira como os "jogadores" se casavam.

O arranjo pragmático dos casamentos começou a dar lugar ao novo conceito de casamento por amor. As pessoas começaram a ver o casamento como um meio de realização pessoal em vez de apenas uma estratégia para garantir segurança social e financeira.[3]

O Iluminismo, que ostentou personalidades importantes como John Locke, Voltaire, Immanuel Kant, Olympe de Gouges, Benjamin Franklin e Mary Wollstonecraft, foi um movimento filosófico e intelectual que valorizava a razão, o empirismo e o individualismo, tendo como pano de fundo a crescente independência e segurança financeira

3. Nota do Autor: Até hoje o casamento por amor não é adotado no mundo todo. Os casamentos arranjados predominam em muitos países, incluindo, entre outros, Índia, Paquistão, Bangladesh, Irã, Iraque, Afeganistão, Arábia Saudita, Omã, Iêmen, Emirados Árabes Unidos, Nigéria, Egito, Sudão, Etiópia e Somália.

possibilitadas pela industrialização e urbanização. As pessoas começaram a sair da fazenda da família para ir trabalhar nos centros urbanos, o que foi particularmente empoderador para as mulheres (o *Sex and the City* original). As mulheres ocuparam uma série de profissões – como escriturárias, trabalhadoras domésticas e até profissionais do sexo –, algumas das quais lhes permitiram ganhar mais que os homens. À medida que as mulheres conquistavam maior independência financeira e mais direitos, a ideia de casar-se por amor e não por interesses familiares tornou-se mais aceitável e até desejável.

Conforme os casamentos baseados no amor se popularizaram em meados do século XIX, as pessoas começaram a escolher parceiros com base em interesses e valores em comum, afastando-se do mero status social ou de considerações financeiras. O advento dos casamentos por amor levou a novas invenções e práticas, como os rituais de cortejo e namoro. Isso acabou levando a novas estruturas sociais, com destaque para a família nuclear, que se tornou especialmente proeminente no pós-Segunda Guerra Mundial.[4]

A mídia popular da década de 1950, incluindo programas de TV como *Papai Sabe Tudo*, retratou essa estrutura familiar nuclear como ideal: a mãe dona de casa, o pai provedor, um carro e uma casa no subúrbio. Também me lembro de que todos os homens pareciam fumar cachimbo.

A estrutura da família nuclear foi facilitada por uma cascata de mudanças sociais. A industrialização transferiu pessoas de estruturas familiares extensas e rurais para centros urbanos onde era mais prático ter famílias menores. Além disso, o trabalho saiu de casa e adotou o modelo de um provedor, impondo uma divisão do trabalho por gênero no seio das famílias, o que, por sua vez, promoveu o patriarcado. A mobilidade aumentou em razão das exigências profissionais e as fa-

---

4. Nota do Autor: A palavra "nuclear" não tinha nada a ver com fusão ou fissão e tudo a ver com a atomização do indivíduo. A estrutura familiar tornou-se uma unidade pequena e independente, com pais e filhos morando juntos, mas separados da família estendida.

mílias menores podiam se adaptar melhor às rápidas mudanças nas circunstâncias. O modelo de família nuclear, porém, costuma ser incompreendido e superestimado. Muitas famílias da era pós-Segunda Guerra Mundial não conseguiram realizar o Sonho Americano que viam em seus aparelhos de TV em preto e branco. Na verdade, uma parcela maior de pessoas tem hoje a casa própria, um carro e um diploma universitário do que na década de 1950.

Reduzir a unidade familiar a uma estrutura pequena e insular teve suas desvantagens. Além de ser arriscado, a família se isola. Em seu livro *Bowling Alone* ("Jogando boliche sozinho", em tradução livre), Robert Putnam discute como o declínio da participação da comunidade naquela época levou ao aumento da solidão. O papel de dona de casa não apenas isolava as mulheres como também mantinha a subserviência das esposas aos maridos. Além disso, em comparação com os casamentos arranjados, a família nuclear corria maior risco de ruptura em decorrência de morte ou divórcio. As taxas de divórcio também aumentaram. Afinal, quando o amor morre em um casamento amoroso, o mesmo acontece com a principal motivação para o casal permanecer junto. É comum os filhos sofrerem as repercussões. Eu fui um desses filhos.

A partir da década de 1960, os casamentos começaram a evoluir para casamentos visando ao "crescimento", um conceito que ganhou popularidade e promoveu a autodescoberta e o crescimento pessoal. Essa era, caracterizada pela ascensão da psicoterapia, pelo aumento do uso de psicodélicos e pelo avanço do movimento da autoajuda, marcou uma mudança cultural no sentido de valorizar a autoexpressão, a autodescoberta e a autorrealização. As pessoas passaram a buscar um parceiro que se alinhasse a seus objetivos e as ajudasse em seu crescimento pessoal e profissional. As expectativas sobre o que constituía um parceiro aceitável para a vida toda foram às alturas.

Eli Finkel, autor de *The All-or-Nothing Marriage: How the Best Marriages Work* (algo como "O casamento do tudo ou nada: como os melhores casamentos funcionam"), apresenta uma metáfora para o casamento voltado ao crescimento: seu parceiro deve ser seu "tudo", desde seu companheiro de ioga até sua cara-metade. Imagine um trem de carga no qual a realização emocional é o único motor que puxa vários vagões, cada um representando companheirismo, estabilidade financeira, objetivos em comum e estilos de vida semelhantes. A realização emocional é a força motriz. É muita coisa para um motor só e você sabe muito bem o que acontece se o motor quebrar.

Embora a transição de casamentos arranjados para casamentos por amor em geral tenha sido positiva, especialmente para as mulheres, o modelo do tudo ou nada do casamento voltado ao crescimento começou a ruir sob o peso das expectativas culturais quase imediatamente após ter sido inventado. A satisfação conjugal nos Estados Unidos está em queda desde 1965. O desejo de encontrar alguém que possa proporcionar de tudo – realização emocional, intelectual, social e sexual – tem seu apelo, mas é muito difícil de concretizar. Quando penso nos meus defeitos, acho difícil imaginar que eu poderia ser a pessoa perfeita para alguém (lembre-se da advertência da minha amiga Julie a meu respeito). Finkel me explicou sua perspectiva sobre os elevadíssimos padrões para o casamento com uma anedota insolente: "O Dave é um bom homem e um bom pai, mas não sinto que estou crescendo como pessoa e não vou *aturar* isso pelos próximos trinta anos".

Ao longo da minha vida, observei a evolução tecnológica impressionante, desde o barulho das máquinas de escrever elétricas até as respostas silenciosas da inteligência artificial. Esses avanços estimulam a minha imaginação e contrastam com instituições que demoram a mudar, mas exercem enorme influência sobre a vida das pessoas: as instituições de ensino, o sistema judiciário e a instituição do casamento.

O casamento constitui uma pequena parte da existência humana, mas tem profundos efeitos na sociedade atual. Também testemunhei uma mudança nas normas conjugais. Não muito tempo atrás, meus amigos na cantina do ensino médio acreditavam que o casamento era uma questão de "quando", não de "se". Hoje em dia, as conversas sobre o tema giram mais em torno de "se". Acreditar no declínio ou na ascensão do casamento depende da crença sobre os benefícios do casamento como ferramenta para beneficiar a sociedade e um meio para ter uma vida fora de série. De uma perspectiva histórica, o casamento foi (e em alguns lugares ainda é) um acordo comercial, o que lança uma nova luz sobre essa instituição. Essa visão da evolução e das mudanças no casamento deve empoderar as pessoas a questionar se as prescrições da sociedade realmente estão alinhadas com suas aspirações e valores. À medida que o nosso entendimento da vida se expande, nossa percepção das regras da vida também deve mudar.

O Jogo da Vida é um artefato cultural que reflete as normas e tendências sociais de sua época. Levou-me sutilmente a aceitar sem questionar um determinado conjunto de regras, incluindo me casar e buscar atingir o tal Sonho Americano. A sociedade muitas vezes vai ainda além, apresentando o casamento como a escolha virtuosa – o caminho ideal para o sucesso, a felicidade e a realização. Não vejo a hora de ver versões futuras do jogo que permitam escolhas mais diversas, muito parecidas com a recente revisão que apresenta aos jogadores a opção de se casar ou permanecer solteiros.

Transformar-se em um Solo é um ato de coragem que contesta a domesticação. Os Solos são audazes a ponto de criar uma vida unicamente sua. Eles indagam se as instituições servem ao indivíduo ou à sociedade. Questionam as regras, esforçando-se para entender como as normas são inventadas e até que ponto são influentes. Munidos desse conhecimento, os Solos podem começar a se libertar, contornando as regras ou até as violando quando necessário.

UMA CARTA DE AMOR SOLO

Mary, escritora, Los Angeles, Califórnia, Estados Unidos

Primeira série. Rabiscávamos com giz de cera mesas cobertas de cartolina. A professora nos mandou imaginar como seríamos quando crescêssemos e desenhar nossa vida como adultos. Distraída com meu desenho, finalmente olhei para o lado e percebi que tinha entendido errado. Todos os outros alunos desenharam várias pessoas. Cada um de seus bonecos mal desenhados tinha um parceiro e dois ou três filhinhos. Eu fui a única que desenhou só um boneco segurando um livro, porque acreditava que no futuro eu seria escritora.

Eu não estava tentando ser rebelde. Só não me ocorreu desenhar uma família com filhos e me espantei ao ver que todos os outros desenharam versões da mesma coisa. Ainda não sei se os meus colegas foram influenciados pela aculturação dos valores familiares ou se realmente queriam constituir uma família. Pode ser os dois.

Só sei que eu nunca quis ter filhos e nunca terei.

Além do medo passageiro de ser reprovada em desenho na primeira série, nunca me senti "errada" ou "inferior" por não querer ter filhos. Quando me perguntam por que não quero ter filhos, pergunto educadamente por que eles querem ter. É interessante ver como as pessoas parecem surpresas ou até incomodadas ao ter que responder à mesma pergunta que acabaram de me fazer. Aposto que, para muitas, é a primeira vez que são questionadas.

As pessoas que percorrem o caminho mais trilhado raramente precisam se defender, mas acham que têm o direito de exigir explicações dos outros. Tudo bem para mim ter que me explicar. Sou solteira por opção aos 30 e me orgulho disso (e posso dizer que tenho muitas histórias divertidas para contar).

UMA CARTA DE AMOR SOLO

Craig, professor e autor de *How to be a Happy Bachelor* ("Como ser um solteiro feliz"), Washington, Estados Unidos

"Vamos ser só amigos." Ouvi isso três vezes em um ano de ex-namoradas e, todas as vezes, essas palavras me arrasaram.

Fiquei semanas no fundo do poço.

Aos 37 anos e solteiro, eu me botava para baixo porque a sociedade me dizia que eu valia menos. Estava mais do que claro que havia algo de errado comigo. Se não tivesse, eu não estaria solteiro. Numa tarde quente de verão, com essa narrativa gravada na cabeça, digitei "ser um adulto solteiro" no Google. Essa busca me levou à dra. Bella DePaulo.

DePaulo escreveu artigos e livros sobre o estigma que cerca os solteiros e cunhou dois termos: 1) *singlismo* (ou *solteirismo*), a discriminação e marginalização enfrentadas pelos solteiros; e 2) *matrimania*, a obsessão social em torno do casamento e da vida em casal. Passei as horas seguintes lendo sobre como os solteiros são vistos na nossa sociedade até que uma lâmpada acendeu na minha cabeça: eu me sentia péssimo por ser solteiro porque essa foi a mensagem que internalizei durante toda a minha vida.

Ser solteiro me deu a liberdade de viver coisas que eu jamais teria vivido se fosse casado. Tive o privilégio de morar em várias regiões dos Estados Unidos a trabalho, conheci a Malásia e outros países, tive muitos relacionamentos significativos, pude dedicar-me a hobbies e até namorei pessoas interessantes de um jeito muito mais saudável do que antes de descobrir a alegria de ser Solo.

Nosso mundo dá muita ênfase à vida em casal; filmes, músicas, livros, discursos políticos e até pesquisas acadêmicas nos dizem que precisamos buscar o romance. Ao maximizar a alegria de uma vida Solo, quero mostrar ao mundo que, sim, é possível ser feliz sozinho. Ao escrever sobre meu estilo de vida Solo, quero ajudar os solteiros a viverem bem.

2

Um mundo feito para dois

No icônico episódio de *Sex and the City* intitulado "O direito de escolher o sapato", Carrie Bradshaw, interpretada por Sarah Jessica Parker, se vê em um dilema. Ela vai a um chá de bebê no apartamento da amiga Kyra e as convidadas são solicitadas a tirar os sapatos antes de entrar. Ao sair, Carrie descobre que seus luxuosos sapatos Manolo Blahnik foram roubados. Ela pede à amiga que a reembolse. Pega de surpresa ao saber que os sapatos custaram 485 dólares, Kyra oferece 200 e repreende Carrie por gastar tanto em sapatos ("Eu e o Chuck vamos ter um filho. Temos novas responsabilidades agora").

A conversa leva Carrie a refletir sobre as várias ocasiões nas quais se esperava que ela comemorasse marcos da vida de seus amigos casados, muitas vezes envolvendo viagens e presentes caros: "Já dei para Kyra um presente de noivado, um presente de casamento, depois tive que viajar para outro estado para o casamento e dei três presentes para os filhos dela. Somando tudo, gastei mais de 2.300 dólares celebrando as escolhas dela. Quem ela é para me dar uma bronca por gastar só 485 dólares comigo mesma?".

Só por despeito, Carrie decide se casar consigo mesma. E inclui um item especial em sua lista de presentes: um par de sapatos Manolo Blahnik.

É claro que casar consigo mesmo não trará todos os benefícios do casamento. O mundo é feito para dois – e um tipo específico de dois: um casal subindo pela chamada *escada rolante do relacionamento*.

Para entender a metáfora da escada rolante, procurei minha amiga Amy Gahran, autora de *Stepping Off the Relationship Escalator: Uncommon Love and Life* (algo como "Saindo da escada rolante do relacionamento: seja diferente no amor e na vida"), que não mora muito longe de mim, no Colorado. O livro apresenta uma perspectiva diferente para pessoas que desejam entender os relacionamentos – e tencionam quebrar as regras para criar relacionamentos mais alinhados a suas necessidades individuais.

De acordo com Amy, a escada rolante do relacionamento é o "pacote padrão de expectativas sociais que dita uma ordem predeterminada de etapas que se espera que os casais percorram à medida que se envolvem e se comprometem um com o outro". Dou a ela os créditos por ter cunhado a expressão "escada rolante do relacionamento", mas ela, sempre modesta, diz que ouviu de alguém, embora não consiga se lembrar de quem. Mesmo assim, foi ela quem deu estrutura ao termo e o popularizou.

Se você usa algum aplicativo de namoro, conhece a linguagem que as pessoas usam ao buscar subir na escada rolante do relacionamento:

Um parceiro.

Um companheiro.

Compromisso.

Namoro.

Um companheiro para todos os dias.

Um relacionamento sério.

Minha metade da laranja.

Minha alma gêmea.

Meu parceiro no crime.

Minha cara-metade.

Subir pela escada rolante é quando duas (e apenas duas) pessoas seguem uma série progressiva de etapas, muitas vezes com marcos distintos, em direção ao objetivo claro do "até que a morte nos separe". A escada rolante fornece um roteiro que dita a sequência de etapas que um casal deve seguir à medida que seu compromisso aumenta.

Ainda que nunca tenham tentado subir pela escada rolante, todos conhecem as etapas e regras exatas graças à maioria dos filmes românticos – *Diário de uma paixão*, *Simplesmente amor* e *Doentes de amor*, para citar apenas alguns. Esses filmes seguem uma tradição antecedida pela literatura clássica que retratava relacionamentos ao estilo de escadas rolantes mesmo antes da invenção das escadas rolantes, como *Jane Eyre*, *O grande Gatsby* e *Orgulho e preconceito*.

Segue um resumo do processo (mesmo sabendo que você já está careca de saber):

- **Contato e iniciação.** Flertes, dates e talvez sexo sem compromisso. Namoro. Gestos românticos. "Apaixonar-se." "Cair de amores." "Encantar-se."
- **Reivindicação e definição.** Declarações mútuas de amor. Sair em público como um casal (ou seja, tornar-se uma coisa só). Conhecer os amigos um do outro. Demonstrações públicas de afeto. Adotar rótulos de relacionamento possessivos (por exemplo, meu namorado, minha namorada). Terminar outros relacionamentos sexuais e românticos. Assumir ou pedir exclusividade sexual e romântica. Abrir mão de barreiras, como camisinhas, se for o caso.
- **Acomodação e compromisso.** Criar, consciente ou inconscientemente, uma periodicidade social. Desenvolver padrões para passar um tempo juntos (por exemplo, jantares, sexo, passar a noite na casa do outro). Criar normas de comunicação (por exemplo, exigir que o outro mande uma mensagem de "boa noite"). Discutir ou planejar um futuro como casal monogâmico

(por exemplo, perguntar "Onde isso vai dar?") . Conhecer a família um do outro.

- **Fusão e conclusão.** Morar juntos. Compartilhar as finanças. Ficar noivos e casar-se (comum, mas não obrigatório). Agora o relacionamento está completo e deve permanecer intacto até a morte de um dos parceiros. Terminar o relacionamento por qualquer outra razão é considerado um fracasso do casal e/ou da comunidade.
- **Legado.** Ter filhos e/ou comprar uma casa (principalmente nos Estados Unidos). Nenhum dos dois é tão necessário como já foi antes, mas um casal pode se sentir incompleto, ou amigos e familiares podem julgá-lo, se esses marcos não forem alcançados.

Os degraus da escada rolante podem ser propostos diretamente pelo possível parceiro com pedidos como "Que tal sermos exclusivos?", "Vamos morar juntos?" ou "Quer casar comigo?". *Sim* ou *talvez* são respostas aceitáveis, mas um *não* tende a implicar cair fora da escada rolante, como aconteceu muitas vezes comigo.

As crianças aprendem sobre a escada rolante por meio de processos de socialização em casa e na escola. Parentes e amigos exemplificam e reforçam socialmente as etapas. As escolas contribuem em aulas de educação sexual e saúde, muitas vezes ensinando implicitamente as etapas enquanto omitem quaisquer outras possibilidades de relacionamento amoroso. Um estudo de 2017 do Instituto Guttmacher descobriu que 75% das escolas dos Estados Unidos ensinam sobre a monogamia e apenas 44% ensinam sobre relacionamentos não convencionais, como monogamia solo, poliamor ou "amizades coloridas".

A escada rolante é o padrão que a maioria das pessoas usa para avaliar se um relacionamento romântico é sério, comprometido, ético e se vale a pena seguir em frente com ele. A escada rolante tem etapas e regras. Tenho quase certeza de que você já conhece as regras da escada rolante, mesmo se não concordar com elas.

Regra 1: Hierarquia

O relacionamento do tipo escada rolante deve ser o relacionamento adulto mais importante da vida do casal.

Hierarquia implica status, e status implica vencedores e perdedores. Cunhado pela filósofa Elizabeth Brake em 2012, o termo "amatonormatividade" refere-se ao pressuposto social e cultural de que um relacionamento romântico é o relacionamento mais importante e valioso da vida de uma pessoa. O relacionamento do tipo escada rolante fica no topo da hierarquia e, portanto, tende a excluir outros relacionamentos. Os parceiros são priorizados para eventos sociais, férias, atenção e afeto. Os parceiros muitas vezes precisam obter a aprovação do outro para comparecer a compromissos sociais fora da escada rolante. Em outras palavras, os parceiros têm "poder de veto".

Em sua pesquisa sobre relações interpessoais, o sociólogo Harry Stack Sullivan cunhou a expressão "outro significativo" (*significant other*). Sua utilização acadêmica original incluía parceiros românticos, mas também amigos íntimos, familiares e mentores – qualquer pessoa importante na vida da pessoa. Hoje, a expressão é reservada a um único tipo de relacionamento: um parceiro comprometido na escada rolante, seja casado, noivo ou em um relacionamento de longo prazo. Seguindo essa lógica, todos os outros seriam "insignificantes".

Regra 2: Fusão

Os casais na escada rolante fundem a vida ao compartilhar a moradia, as finanças e até a identidade.

A ideia de união e fusão é encontrada na Bíblia, em Gênesis 2:24 – "e serão ambos uma carne" –, enfatizando o vínculo entre marido e mulher. "Uma só carne" denota mais que apenas a união física; o casal passar ser como uma coisa só, uma unidade.

Uma grande e em geral empolgante etapa para os que sobem pela escada rolante é ir morar juntos. Um parceiro pode ir morar na casa do outro ou os dois começam do zero em outro lugar. A fusão é facilitada quando as pessoas compartilham gostos, preferências de temperatura (pense nas negociações para decidir a temperatura do ar-condicionado à noite) e tolerância a sujeira semelhantes. A compatibilidade costuma ser um fator muito importante ao decidir avançar ou não em um relacionamento (por exemplo, "Eu conseguiria morar com essa pessoa?", "Eu o amo de paixão, mas ele é muito bagunçado; isso vai ter que mudar se quisermos ficar juntos").

Um casal normalmente funde as finanças, talvez se revezando no pagamento das contas. Eles podem abrir uma conta conjunta, uma prática com raízes históricas que remonta aos primeiros casamentos, quando os bens da esposa passavam a ser propriedade do marido.

Os casais da escada rolante incorporam a identidade e o estilo de vida um do outro, o que pode refletir-se em afirmações como: "*Vamos* adotar um gato", "Essa viagem vai ser boa para *nós*", "*Nossa* dieta quase não inclui carne". As pessoas podem até mudar de nome. Embora não seja mais exigido por lei, cerca de 70% das mulheres nos Estados Unidos adotam o sobrenome do marido. A fusão de identidades pode ser indicada por algum outro tipo de mudança de nome, como a combinação de nomes. Chamo isso de fenômeno Bennifer (Ben Affleck + Jennifer Lopez). Outros inventam o próprio nome quando se casam, às vezes fazendo opções curiosas, como Meloharmony ou McFlurry.

Regra 3: Monogamia sexual e romântica consistente

O relacionamento é sexual e romanticamente exclusivo com um e apenas um parceiro "até que a morte os separe". O relacionamento é fechado. Os parceiros não podem ter relações íntimas ou românticas com outras pessoas. Uma observação importante: a monogamia não é garantia de intimidade nem romance *entre os parceiros*. (Ai! Essa doeu!)

Na explicação de Amy: "Compreender a escada rolante do relacionamento implica entender as regras do jogo. As expectativas e uma programação fixa reduzem cada vez mais as opções, canalizando os indivíduos para seu fim inevitável: fundidos e atrelados a outro indivíduo".

A metáfora da escada rolante é perfeita para caracterizar esse estilo de relacionamento. É fácil entrar em uma escada rolante, mas é sempre estranho sair no meio. A sociedade incentiva e recompensa os casais (pense em todas as comemorações) ao mesmo tempo que cria obstáculos para as pessoas não desistirem no meio do caminho (pense na dificuldade de se divorciar). Alguns fenômenos comportamentais também facilitam entrar e permanecer na escada rolante. Vejamos três exemplos.

O primeiro é o *viés de progressão*, uma tendência humana de favorecer ações que promovem o atingimento de um objetivo. Uma pesquisa conduzida pelos psicólogos Samantha Joel e Geoff MacDonald e publicada na *Personality and Social Psychology Review* revela essa tendência no contexto dos relacionamentos: aumentar o investimento em um parceiro romântico é mais fácil e empolgante do que encerrar um relacionamento em formação.

O viés de progressão leva a um paradoxo: as pessoas tendem a se satisfazer com um parceiro meramente adequado a começar do zero para encontrar um parceiro melhor. Em um estudo de laboratório, Joel e MacDonald apresentaram aos participantes perfis de pessoas em sites de namoro, os quais apresentavam pelo menos uma característica que os participantes disseram não querer de jeito nenhum em um parceiro. Contudo, 74% dos participantes escolheram o perfil mesmo assim. Do ponto de vista evolutivo, nossos antepassados podem ter priorizado aceitar qualquer parceiro romântico a encontrar um parceiro ideal. Desse modo, puderam garantir a sobrevivência genética. Qualquer coisa é melhor que nada.

Shane Mauss, um amigo comediante, sabe por experiência própria como é difícil terminar um relacionamento. Quando Shane se apaixona, ele mergulha de cabeça. Ele entra rapidamente em um processo de fusão, indo morar com a nova namorada pouco tempo depois do início do relacionamento. Os dois constroem uma vida divertida juntos, mas, lá pelo terceiro ano, as coisas começam a degringolar. Quando o relacionamento termina, ele se muda, levando apenas as roupas, apesar de ter mobiliado o apartamento.

Ele me explicou: "Você acha que é difícil montar móveis? Tente desmontá-los".

O segundo fator, os *custos irrecuperáveis*, contribuem para as pessoas permanecerem na escada rolante do relacionamento. As pessoas tendem a ser avessas a desperdiçar investimentos de tempo, esforço e dinheiro em contextos econômicos ou sociais. Os custos irrecuperáveis se transformam em um problema quando alguém continua a investir em uma decisão só para não perder um investimento que já foi feito, mesmo com todas as evidências de que não vale a pena continuar investindo. Quanto maiores forem os investimentos, maior será a tendência de continuar investindo.

A falácia dos custos irrecuperáveis tende a ocorrer porque as pessoas priorizam equivocadamente os custos irrecuperáveis quando seria mais realista considerar apenas os custos futuros em relação aos benefícios. Samantha Joel coloca essa tendência em perspectiva: "Pode acontecer de você descobrir que seu parceiro tem algumas características ou objetivos incompatíveis com os seus depois já de ter investido muito no relacionamento. Quando isso acontece, é muito mais difícil cair fora para reduzir as perdas. Não gostamos de desperdiçar nosso tempo e energia, e os relacionamentos exigem muito desses dois valiosos recursos".

Esse comportamento não é diferente de uma empresa que insiste em continuar investindo em um projeto fracassado na tentativa de recuperar os custos irrecuperáveis. Nos relacionamentos, o investimento pode ser de tempo, levando as pessoas a persistirem em uma união falida.

A terceira razão que leva a ser mais difícil sair da escada rolante do que entrar nela é o *viés do status quo*. É mais fácil para as pessoas fazerem o que todo mundo faz do que nadar contra a corrente. Quando as pessoas consideram uma opção que difere do padrão, elas tendem a se concentrar mais nas desvantagens do que nas vantagens. Os prejuízos potenciais do término de um relacionamento parecem mais importantes que os benefícios potenciais de um novo começo; essa tendência é chamada de *aversão à perda* ou *viés de negatividade*.

Com o mundo todo empurrando as pessoas para o altar, a maioria não pensa em questionar o casamento – apenas *como* e *quando* acontecerá (como meus colegas na cantina da escola). Uma dessas pessoas foi meu pai. Quando lhe perguntei por que ele se casou, ele encolheu os ombros e disse: "Era o que todo mundo fazia".

É MELHOR ADOECER CASADO DO QUE SOLTEIRO

Uma história real, por Christina Campbell

"Vocês duas não sabem o que estão perdendo", diz meu colega Dave. Ele está tentando convencer a mim e a minha colega Ada a nos casarmos, apesar de sermos mulheres hétero muito satisfeitas com a vida de solteira. Dave se apresenta como um ex-militar rabugento, mas às vezes seu lado gentil vem à tona. Hoje ele está tentando me animar sugerindo que eu cometa fraude contra a seguradora.

Ele, Ada e eu somos os únicos ocupantes do cubículo ao lado da geladeira do escritório. Somos uma pequena família, nos reconfortando e tirando sarro uns dos outros no decorrer do dia. Das cem pessoas do escritório, Ada e eu fazemos parte de um punhado de solteiros. Trabalhamos com licitações públicas e a cultura da área não é conhecida por contrariar as convenções sociais, especialmente no que diz respeito a casamento-filhos-casa-no-subúrbio.

"Vocês precisam se casar. Uma com a outra", diz Dave. "Vocês são perfeitas." Ele aponta para Ada. "Você é..." E para mim: "E você é..."

"Uma mulher negra", eu digo apontando para Ada, uma iraquiano-americana. "E uma pessoa com deficiência." Aponto para mim mesma, apoiada no balcão da lanchonete porque estou dolorida e exausta.

"E vocês dariam um casal gay perfeito", diz Dave. "As pessoas fariam tudo por vocês." Ada parece, ao mesmo tempo, entretida e horrorizada.

Dave tem razão... de certa forma. Eu duvido que muitas pessoas não brancas, pessoas com deficiência ou casais LGBTQ+ acreditem que a sociedade faz tudo por elas, mas, se essas pessoas marginalizadas se casassem entre si, pelo menos seriam encorajadas a fazer uma lista de presentes de casamento. Já os solteiros nem chegam a ser incentivados a dar uma festa para celebrar o mestrado, embora seja indiscutivelmente mais difícil encontrar um tema para a tese do que um parceiro. Já que não dava para fazer um chá de panela, pensei em fazer um "chá de doença". Minha lista de presentes incluiria compressas quentes e sais de banho, mas não quero, além de tudo, ser criticada por ser egoísta. Agora Dave está dizendo que eu e Ada também podíamos ganhar umas coisinhas grátis. Estou intrigada.

Mais de mil leis federais dos Estados Unidos privilegiam os casados em detrimento dos solteiros. Alguns anos antes daquela conversa com Dave, um amigo e eu escrevemos um artigo para a revista *The Atlantic* descrevendo quanto uma hipotética pessoa solteira gastaria ao longo da vida em comparação com uma pessoa casada com base na discriminação de estado civil incorporada a essas leis (como a previdência social e impostos). A resposta: pelo menos 1 milhão de dólares, fácil. Agora estou vendo isso acontecer na minha vida e Dave está tentando ajudar.

O contexto: uma colega e eu temos doenças crônicas semelhantes, por isso trabalhamos meio período. Em consequência, não temos direito ao plano de saúde da empresa. Ela é casada e eu, solteira. Ela usa o seguro do marido. Tenho muitas amigas que me deixariam usar seu plano de saúde – se isso não desse cadeia. Na falta de outra opção, sou forçada a pagar 930 dólares por mês por um plano de saúde privado. Nesse minúsculo exemplo de discriminação interseccional (capacitismo e singlismo), pago mais de 11 mil dólares a mais por ano que minha colega só porque ela tem um relacionamento sancionado pelo Estado e eu não. O problema é que tanto o estado civil quanto a saúde são processos inerentemente aleatórios. E benefícios não deveriam ser atrelados a processos aleatórios. É como tentar regulamentar o clima.

Curvada sobre o balcão da lanchonete, me divirto com a ideia de Dave. Ele está me encorajando a me opor ao sistema, o que é reconfortante. A maioria das pessoas, quando reclamo de discriminação por estado civil, me diz para entrar na linha. "Mas qual é o problema? É só se casar!", as pessoas me aconselham, sem ironia. Elas parecem achar que posso simplesmente sair por aí à caça de uma pessoa que tenha um bom plano de saúde e tope se casar comigo. Acho a ideia um grande absurdo.

Ou não?

Os benefícios do casamento

Na maioria dos países do mundo, a escada rolante atinge um marco importante quando chega ao casamento. Vou usar os benefícios financeiros do casamento nos Estados Unidos como exemplo de incentivo, mas não se esqueça de que esse não é o único incentivo para entrar na escada rolante.

Vamos começar com uma anedota que pode até causar estranheza, mas revela como os benefícios financeiros podem ser motivadores.

Liana Wolk, professora do ensino médio, e Owen Marshall, músico, se viram diante de um juiz de Portland, no estado do Maine, tentando se divorciar pela segunda vez em um mês. O primeiro juiz havia rejeitado o pedido.

Acontece que a decisão do casal de se divorciar não era motivada por infidelidade nem discórdia conjugal, mas por uma lacuna da Lei de Proteção e Cuidado Acessível ao Paciente (Affordable Care Act, também conhecido como Obamacare). Uma provisão da lei penalizava cinco milhões de americanos casados, exigindo o pagamento de prêmios mais elevados pela cobertura de seguro-saúde em comparação com solteiros nas mesmas condições.

Liana e Owen, felizes no casamento, estavam exaurindo suas finanças para pagar 16 mil dólares por ano para ter direito a usar o sistema de saúde. Owen disse: "Estamos gastando esse dinheiro todo só por causa de um pedaço de papel que não vale nada além de dizer que somos casados". Se os dois fossem solteiros, poderiam solicitar uma cobertura individual e reduzir o valor a ser pago. Um segundo juiz atendeu à solicitação e os dois se divorciaram felizes.

A história de Liana e Owen é a exceção que confirma a regra, por assim dizer. Se apenas um benefício financeiro de ser solteiro (ou, inversamente, um único custo financeiro de ser casado) pode levar um casal feliz ao divórcio, imagine o que mais de mil benefícios e proteções legais oferecidos pelo governo às pessoas casadas poderiam fazer para incentivar o casamento. E não é pouca coisa. Os benefícios incluem receber pensões da previdência social do parceiro, usar o plano de saúde do parceiro e ter a autoridade de tomar decisões de vida ou morte em nome do parceiro. Outros benefícios têm um apelo tão grande que se sabe que pessoas celebram "casamentos de conveniência" ou "casamentos contratuais" para obter oportunidades de imigração, cuidados de saúde ou benefícios fiscais.

Christina Campbell é defensora dos solteiros e cofundadora, com Lisa Arnold, do blog *Onely*. Fartas do estigma enfrentado pelos solteiros, elas se dedicam a apoiar os solteiros. Christina conversou comigo sobre os benefícios diferenciais que os casados têm em relação aos solteiros:

> *Lisa e eu pensamos: "Quanto dinheiro estamos perdendo devido a essas leis discriminatórias, do código tributário, da previdência social e da discriminação habitacional?". Fizemos umas contas rápidas. Criamos dois solteiros hipotéticos de classe média-alta morando no estado da Virgínia. Analisamos exemplos no código federal de leis discriminatórias e fizemos os cálculos para descobrir o quanto esses dois solteiros hipotéticos estariam perdendo em comparação com duas pessoas casadas na mesma situação. Dos dois, o que tinha a renda mais alta, o que mesmo assim não é muito para o estado da Virgínia, perdeu pelo menos 1 milhão de dólares.*

Um milhão de dólares não é pouca coisa. O verdadeiro valor dependerá do indivíduo e de uma série de suposições que hesito em fazer. Uma coisa é certa: o casamento envolve benefícios financeiros consideráveis – depois de pagar a cerimônia e a festa, claro. Benefícios estes que, em geral, são imerecidos, injustos ou injustificados.

Algumas vantagens que as pessoas casadas têm sobre as solteiras são matemáticas. Casais casados reduzem pela metade algumas despesas – os chamados custos fixos, como moradia, automóveis, alimentação e quartos de hotel, são divididos em dois. O namorado de uma amiga diz, brincando: "Tecnicamente, tudo que compramos juntos estava com 50% de desconto!".

Além disso, as pessoas casadas podem ter duas rendas e, portanto, mais chances de criar uma rede de segurança em caso de doença, desemprego ou alguma outra eventualidade financeira. Outro dia, vi um perfil em um aplicativo de namoro que dizia: "Acho que finalmente estou pronto para dobrar minha renda. Faz muito mais sentido".

Zero romance.

Um dos maiores benefícios financeiros e legais inquestionáveis dos casais dos Estados Unidos é a opção de declarar o imposto de renda juntos, o que costuma resultar em um pagamento mais baixo que a declaração individual; além disso, as faixas tributárias para casais que fazem a declaração conjunta são maiores que para as declarações individuais. O resultado é que os casais podem tirar partido de taxas mais baixas de imposto sobre uma parcela maior da renda, com o potencial de poupar milhares de dólares.[1]

Impostos diferenciados para solteiros, que remontam à Grécia e à Roma antigas, são uma prova de que o governo usa o código tributário para incentivar o casamento. O maior objetivo do governo ao tributar os solteiros era dissuadir os homens de levarem uma vida de solteiro e incentivá-los a casar-se e constituir família. O medo da desordem social foi outra importante motivação; os homens solteiros eram vistos

---

1. Nota do Autor: Justiça seja feita, essa nem sempre é a escolha mais vantajosa. Em algumas situações, um casal pode estar sujeito a uma alíquota de imposto mais alta do que se os dois fossem tributados individualmente. Por exemplo, se cada um dos cônjuges ganha 50 mil dólares ao ano, sua renda combinada de 100 mil dólares os colocaria na faixa de tributação de 22%. No entanto, se os dois fossem solteiros e ganhassem 50 mil dólares, cada um estaria na faixa de tributação de 12%, resultando em uma carga tributária mais baixa.

como potenciais instigadores de atividades imorais e até criminosas. Conversei com John McCurdy, professor de história da Universidade de Western Michigan, que me contou sobre um deplorável imposto sobre solteiros de 1756 no estado de Maryland que visava solteiros ricos com mais de 25 anos. Esses solteiros eram considerados "solteirões" (no mau sentido da palavra) em vez de "elegíveis".

John me disse: "A sociedade vê os solteirões com desconfiança. Como se estivessem desperdiçando dinheiro. Só que o governo também tributa estadias em resorts de luxo e mesas de bilhar, ou seja, também tributa outras coisas associadas ao estilo de vida extravagante de um solteirão rico".

Estou tentando controlar a minha indignação, mas o que mais me irrita nas isenções fiscais para as pessoas casadas é que elas costumam ser *menos* necessárias, já que o casal pode rachar as despesas. Um argumento comum e até razoável é dizer que as pessoas casadas têm mais chances de ter filhos e que é caro criar filhos. Sim, eu entendo, mas não faria sentido os incentivos fiscais serem elegíveis só quando o casal tiver filhos? Ademais, o governo já oferece vários benefícios destinados a ajudar famílias com filhos. Mesmo assim, um artigo recente do Reino Unido não hesitou em levantar a pergunta: "Devemos tributar pessoas sem filhos?".

A previdência social oferece ainda mais benefícios financeiros para quem se casa. O sistema, criado em 1936 e revisto em 1939, paga uma pensão em caso de morte ou invalidez de um cônjuge que tenha contribuído para o sistema ao longo da carreira. Ou seja, um benefício *adicional*, considerando que pessoas solteiras não podem designar um beneficiário mesmo pagando o mesmo montante ao sistema. E não é só em caso de morte ou invalidez. Cônjuges que não trabalham e *não* contribuíram para o sistema ainda podem receber até 50% da pensão do parceiro quando atingirem a idade de aposentadoria. Não seria justo os solteiros poderem nomear um beneficiário, como um irmão ou um amigo?

Outra injustiça aos solteiros são os impostos sobre heranças. Quando uma pessoa casada morre, o cônjuge pode herdar seus bens sem incorrer em imposto sobre a herança. O valor da isenção é menor para solteiros, resultando em impostos mais elevados sobre a herança recebida. Além disso, os casais podem doar quantias ilimitadas um ao outro sem incorrer em imposto sobre doações. Por que, só por ser solteiro, eu não posso designar alguém para doar meu dinheiro sem ter que pagar impostos?

As diferenças também são claras nos benefícios corporativos e organizacionais, que favorecem os empregados casados.

Um dia, recebi um e-mail indignado de uma professora de outra universidade. O assunto dizia "opção conjugal pré-selecionada". Ela escreveu: "Sem querer alimentar sua revolta, mas isso é ridículo!".

Logo abaixo, ela mandou um print do portal de benefícios de sua universidade: "Não deixe de revisar o campo Sobretaxa de Cônjuge e alterá-la para 'Renunciar' se não for aplicável. Esse custo de 100 dólares mensais está automaticamente pré-selecionado como 'Aceitar'". Em outras palavras, os funcionários precisam selecionar uma opção se *não* quiserem pagar para o cônjuge receber benefícios oferecidos pela instituição. Os funcionários solteiros que não prestarem atenção podem acabar pagando 1.200 dólares por ano por um benefício do qual não precisam e não têm como usar.

Os empregados esperam a mesma remuneração e oportunidades pela mesma qualidade e quantidade de trabalho, mas as pessoas casadas recebem mais benefícios (apenas por serem casadas). Uma pesquisa de 2021 conduzida pela Kaiser Family Foundation descobriu que 97% dos empregadores com duzentos ou mais funcionários oferecem planos de saúde aos funcionários. Desses empregadores, 95% oferecem cobertura adicional para o cônjuge do funcionário. Com dependentes adicionais (incluindo filhos de até 26 anos), o benefício diferencial sobe ainda mais. A mesma pesquisa descobriu que os prêmios anuais médios pagos pelo empregador pelos planos de saúde foram de 6.346 dólares para a cobertura individual e 16 mil dólares para a cobertura familiar. Essa diferença raramente é repassada aos funcionários solteiros.[2]

Em um exemplo chocante de benefícios diferenciados pelo mesmo trabalho, os soldados americanos casados recebem um Subsídio Básico para Habitação melhor e opções de habitação superiores em comparação com os soldados solteiros. O subsídio aumenta com o número de dependentes. Tanto que os soldados se referem aos militares casados que recebem benefícios e oportunidades de promoção melhores como "exército casado". Alguns soldados americanos chegaram a postar anúncios online para encontrar pessoas interessadas em um casamento por conveniência.

As primeiras políticas e práticas de RH baseavam-se em dois pressupostos. O primeiro era que um funcionário se casaria mais cedo ou mais tarde, compensando quaisquer diferenças de tratamento entre solteiros e casados. O segundo baseava-se na predominância da família nuclear com um único provedor. Essa política podia fazer sentido em 1960, quando 90% das pessoas se casavam, mas não é mais o caso.

Como Carrie Bradshaw percebeu, essa mesma premissa se aplica às celebrações da união de um casal. Isso inclui os presentes de casamento, chás de bebê e batizados, sem falar na invenção superirritante dos chás revelação. Na época em que todo mundo se casava, podia até fazer sentido. As pessoas gostam da reciprocidade de dar e receber (ou seja, "você coça as minhas costas e eu coçarei as suas quando você se casar também"), mas os que escolhem permanecer solteiros acabam dedicando boa parte de seu tempo e dinheiro apoiando, financiando e celebrando as pessoas casadas.

---

2. Nota do Autor: Tiro o chapéu para a Netflix, que oferece aos funcionários um valor fixo para a assistência médica, independentemente de os funcionários serem casados ou solteiros, e permite que funcionários sem dependentes possam receber em dinheiro a parte não utilizada.

Uma amiga minha calculou quanto gastou para ser dama de honra em um casamento. O presente de noivado, o presente de despedida de solteira (uma cesta com velas, champanhe, lingerie etc.), o presente de casamento, o vestido da dama de honra, sapatos, passagens de avião e Airbnb totalizaram cerca de 1.400 dólares, sem falar na festa de despedida de solteira. Não é brincadeira quando eu digo que não há nada mais egoísta que se casar em uma cidade turística. Quando uma amiga me contou que uma amiga dela, que mora em Nova York, queria fazer a despedida de solteira em Londres, eu quase desmaiei. Para os solteiros convictos, os milhares de dólares gastos em presentes, voos e hotéis não correspondidos criam o que Michal Kravel-Tovi e Kineret Lahad identificam no periódico *Sociology* como "presenteadores exaustos".

Dei os benefícios financeiros como um exemplo de como o mundo é feito para dois, mas isso é só o começo. Outro exemplo é o acesso e a inclusão religiosa. A maioria dos americanos é cristã e o casamento costuma ser um sacramento muito celebrado na jornada para o céu. No mormonismo, por exemplo, o casamento é o caminho para o céu. Para algumas pessoas, a salvação é feita para dois.

Como vimos, o casamento é um conceito inventado pela sociedade – uma ficção –, mas sua invenção desencadeou a necessidade de inúmeras outras ficções, incluindo leis, que acabam levando a benefícios tangíveis recebidos por duas pessoas casadas, mas não por duas pessoas solteiras. Os solteiros devem identificar e entender as maneiras como a sociedade os incentiva a se casar – no mínimo para avaliar melhor todas as motivações para quererem ou não se casar.

Em resumo, ao considerar esses benefícios ("a boa e velha mina de ouro", como diria a avó de um amigo meu) provenientes de incentivos fiscais, do sistema previdenciário, de presentes e até do acesso ao céu como uma recompensa pela união, não é de admirar que as pessoas tendam a entrar na escada rolante.

Eu nem queria escrever a segunda metade deste capítulo. A maioria dos solteiros vai achar óbvias as informações sobre os benefícios do casamento. Eles já sentem isso no bolso. Contudo, antes de começar a argumentar que o casamento não é a única opção, eu precisava mostrar que a escada rolante é a opção padrão da sociedade, e não é por acaso.

UMA CARTA DE AMOR SOLO

Sarah, consultora de gestão, Indianápolis, Indiana, Estados Unidos

Nunca gostei de brincar de boneca. Ao contrário das minhas amigas, nunca fiz bico como babá, cuidando dos filhos dos vizinhos.

O que fiz foi mergulhar no mundo dos livros e sonhar com a vida adulta que eu escreveria para mim mesma. Quem me conhecia bem sabia que eu não teria filhos quando crescesse.

Só senti o peso da solteirice lá pelos 20 anos, quando todos os meus amigos começaram a "entrar nos trilhos" e a constituir a "própria" família. Senti que eu estava me transformando, aos olhos dos outros, de uma intrépida jovem de vinte e poucos anos viajando pelo mundo a uma mulher imatura e perdida, incapaz de se encaixar. No entanto, eu não era imatura. Tudo bem que eu tive uma crise lá pelos 25 anos, mas conquistei o respeito dos colegas e chefes na minha empresa e estava me livrando das dívidas. Eu navegava pelas trivialidades da vida cotidiana e por aventuras em países diferentes com a mesma facilidade. Construía amizades e relacionamentos românticos com base em um profundo respeito, ao mesmo tempo que cuidava muito bem do meu corpo com uma boa dieta e uma rotina de exercícios.

Mesmo assim, eu me sentia cada vez mais criticada pela sociedade. Sentia a crítica em palavras e ações dirigidas a mim, sobretudo na maneira como a sociedade é formada e em suposições dadas como certas e naturais. Sentia a crítica nas suposições dos meus colegas ainda solteiros que, com medo de perder o apoio da sociedade, sabiam que era só uma questão de tempo até embarcarem na escada rolante do relacionamento, e que um dia se casariam e teriam filhos. Afinal, a família nuclear é hoje o que a comunidade foi no passado.

Tive meu insight quando meu terapeuta disse em resposta ao meu desconforto por destoar da sociedade: "Você tem um senso muito profundo de quem você é, e a maioria das pessoas não tem isso. Seria uma pena abrir mão disso".

Hoje acho que tenho sorte de ter uma personalidade que me motivou a descobrir quem eu sou e a permanecer fiel a mim mesma. Sei que o caminho tradicional proporciona às pessoas um manto de inclusão e pertencimento e invejo quem nasceu para esse caminho. Adoro minha família, meus amigos e outras pessoas importantes na minha vida, mas sei que não nasci para ter filhos nem para seguir sem desvios pela escada rolante do relacionamento, o que me exclui de muitos pontos de entrada sociais. Também sei que cada vez mais pessoas que seguiram "o caminho" estão começando a expressar abertamente o arrependimento. O movimento Solo foi revolucionário ao nos ajudar a ver que nós, Solos, somos mais numerosos do que se pensava e a considerar novas maneiras de viver.

Não é fácil para nós, que sabemos internamente que somos Solo, organizar externamente nossa vida para expressar quem realmente somos. Enfrentamos uma enorme e silenciosa falta de apoio de uma sociedade projetada para casais, mas garanto que é um caminho de profunda paz e realização que só quem é fiel a si mesmo tem o prazer de conhecer.

UMA CARTA DE AMOR SOLO

Kerri, bibliotecária, Brisbane, Queensland, Austrália

Sou uma mulher hétero cis de 50 anos e passei a maior parte da vida solteira – fora um breve relacionamento de nove meses que, pensando bem, deveria ter terminado em três. Encontrar a comunidade Solo foi uma revolução na minha vida e me deu ferramentas para me descrever com mais precisão. A sociedade tende a ver com dó uma mulher solteira de meia-idade. No entanto, ser uma mulher Solo é simplesmente incrível! Para mim, o podcast *Solo* foi uma grande fonte de validação e, enquanto ouvia, eu me pegava balançando a cabeça furiosamente e gritando: "É isso aí!" Foi maravilhoso saber que tantas pessoas no mundo inteiro se sentiam como eu.

Só para esclarecer: sempre fui feliz e satisfeita solteira/sozinha/Solo, mas parece que a sociedade só se contentaria se eu fosse infeliz e insatisfeita. Não foi fácil lutar contra essa mensagem social e manter minha satisfação e felicidade; era claramente ultrajante para as pessoas eu ousar me sentir assim.

Quando eu dizia que não tinha vontade alguma de me casar ou ter filhos, era comum ouvir coisas como:

"Você vai mudar de ideia quando encontrar o homem certo."

"É maravilhoso ter filhos. Você vai ser uma ótima mãe."

"Você não tem medo de ficar sozinha?"

"Você não sabe o que está perdendo."

"Você está sendo egoísta."

Mesmo assim, eu nunca vacilei, porque sempre soube que era a vida certa para mim.

Tenho tatuagens coloridas e pinto meu cabelo de rosa. Fiz isso aos quarenta e poucos anos e senti que finalmente estava expressando externamente a forma como me vejo internamente. As pessoas me diziam: "Nossa, como você é corajosa. Os homens não vão gostar disso".

E eu respondia: "O que importa é que eu gosto".

3

Mais cedo ou mais tarde

Um ritual anual. A tia Sally está sentada ao lado de Thelma, a única solteira em um encontro de família. Três gerações da família bebem vinho e se inteiram das fofocas do ano enquanto o patriarca corta o peru assado. Na pequena mesa montada na sala, as crianças comem frango empanado e macarrão com queijo com grande algazarra, e volta e meia são silenciadas pela matriarca da família.

Thelma cruzou o país, enfrentando condições climáticas adversas, trânsito intenso e voos atrasados para passar o feriado com os pais.[1] Ela encaixou o grande almoço em família entre uma e outra visita a velhos amigos, muitos dos quais agora têm a própria família. Não muito tempo atrás, ela era uma das crianças comendo na sala. Embora tenha sido promovida para a mesa dos adultos, Thelma ainda vai passar a noite no velho sofá-cama. Seu irmão casado fica com o quarto de hóspedes e ela até acorda cedo para ajudar com as crianças que dormem com ela na sala.

No meio da conversa, tia Sally dá início à desconfortável dança com Thelma.

1. A família nunca viajou para visitar Thelma.

Tia Sally: "Thelma, que bom te ver. Faz tanto tempo. Como você está, querida?"

Thelma: "Nunca estive melhor. Acabei de ser promovida no trabalho, comprei um apartamento que é a minha cara, fiz a Trilha Inca em Machu Picchu e resgatei um cachorrinho, o Levi."

Tia Sally: "Ah. Que bom, querida. Mas e os namorados?"

Os solteiros "mais cedo ou mais tarde"

A tia Sally sobe satisfeita pela escada rolante do relacionamento – e espera que, um dia, Thelma encontre alguém especial para seguir seus passos. Para Sally e muitas outras pessoas, o casamento funciona. Afinal, o mundo foi feito para elas. Tudo está a favor delas e elas só se dão conta disso se forem forçadas a seguir em outra direção caso se divorciem, se o parceiro falecer ou se tiverem a coragem de escolher objetivos diferentes, como parece ser o caso de Thelma.

Os solteiros da categoria "mais cedo ou mais tarde" são os românticos desesperados em busca do par ideal para construir um futuro juntos. O arquétipo do solteiro "mais cedo ou mais tarde" está por toda parte na cultura popular, com personagens como a Bridget Jones de *O Diário de Bridget Jones*, Ted Mosby de *How I Met Your Mother*, Charlotte York de *Sex and the City* e Marianne Dashwood de *Razão e Sensibilidade.*

Os solteiros "mais cedo ou mais tarde" ficam presos entre possibilidades empolgantes e desafios inerentes à realização de seu objetivo. Para a sorte deles, as pessoas dessa categoria tendem a cumprir suas resoluções de ano novo. Por exemplo, quando decidem perder peso, é comum conseguirem atingir sua meta. Definir metas concentra os esforços e promove a responsabilização. Estabelecer objetivos SMART[2] – específicos, mensuráveis, alcançáveis, relevantes e com prazo determinado – aumenta muito as chances de sucesso.

2. Nota da Tradutora: Do inglês, *specific, measurable, achievable, relevant, and time-bound.*

Entretanto, definir metas não é uma estratégia infalível. Os solteiros que têm como objetivo subir pela escada rolante do relacionamento enfrentam três possíveis desvantagens.

Desvantagem n. 1: status inferior

O problema das metas é que elas nos levam a ficar insatisfeitos enquanto a meta não for alcançada. Você vive abaixo da meta até o dia fatídico chegar.

O status "inferior" da vida de solteiro é reforçado por conversas ao jantar, histórias e até jogos de cartas, como a "Solteirona".[3]

Termos como "marido" e "esposa" evocam imagens de festas de casamento, bodas de casamento e monogamia. Essas palavras simbolizam papéis em histórias consagradas de amor e união e levam o peso da devoção, proteção e cuidado um com o outro. Essas palavras transmitem status.

Por outro lado, termos como "solteiro", "Peter Pan" ou "solteirona" contam uma história diferente – uma história que costuma se aproximar mais da tragédia do que da comédia. Para analisar a diferença de status entre o solteiro e o não solteiro, conduzi um estudo com 203 americanos que avaliaram 26 rótulos relacionados a relacionamentos. Os participantes avaliaram seus sentimentos em relação a cada rótulo (por exemplo, cônjuge, solteirona, Solo) em uma escala de 0, "Extremamente negativo", a 100, "Extremamente positivo". A Tabela 1 apresenta os resultados em ordem decrescente de sentimentos positivos. Os resultados são impressionantes, mas não surpreendem.

E acho que dizem muito. Para começar, veja como é bom estar na escada rolante. No lado esquerdo da tabela estão os rótulos associados a uma parceria. Todos receberam avaliações extremamente positivas

3. Nota da Tradutora: Em inglês, *Old Maid*; jogo cujo objetivo é se livrar de todas as cartas sem acabar com o coringa (a "Solteirona").

e se posicionam no terço superior da escala. Por outro lado, no lado direito, todos os rótulos indicativos de ser solteiro foram classificados na metade inferior da escala.

Há uma variação considerável entre os rótulos relacionados à solteirice. Por exemplo, há uma diferença de 42 pontos entre "Solteiro" e "Incel" (celibatário involuntário), enquanto a diferença é de apenas 15 pontos entre "Esposa" e "Minha metade da laranja". Outro resultado intrigante foi que "Solteiro", "Não casado" e "Solo" receberam classificações mais altas em comparação com rótulos mais descritivos como "Viúvo" ou "Divorciado". Esse insight sugere que as pessoas podem sentir-se mais empoderadas se usarem os primeiros rótulos para se descrever. Adivinhe qual palavra eu sugeriria.

RÓTULO	PONTUAÇÃO	RÓTULO	PONTUAÇÃO
Esposa	85	Solteiro	51
Marido	84	Solo	50
Parceiro de vida	82	Não casado	50
Cônjuge	82	Solteirão	50
Companheiro	81	Peter Pan	41
Casado	80	Lobo solitário	39
Noiva	80	Viúvo	35
Relacionamento comprometido	79	Separado	30
Namorada	79	A louca dos gatos	30
Alma gêmea	77	Divorciado	25
Noivo	76	Solteira	23
Namorado	73	Solteirona	20
Minha metade da laranja	70	Incel	8

Tabela 1: Percepção dos rótulos referentes ao status do relacionamento em um levantamento com 203 americanos em uma escala de "Extremamente negativo" (0) a "Extremamente positivo" (100). Os resultados demonstram uma clara preferência por rótulos relacionados com parceiros àqueles que indicam a solteirice. Os rótulos que denotam mulheres solteiras receberam avaliações mais negativas.

Além disso, é possível notar um padrão interessante na coluna da direita: as mulheres solteiras são os maiores objetos de percepção negativa. Nem o estigma associado ao rótulo "incel", que levou à pontuação mais baixa, conseguiu reverter – nem mesmo equilibrar – a situação.

Um dos aspectos marcantes dos rótulos depreciativos atribuídos às mulheres solteiras é a forma como podem tender a desumanizar as mulheres, comparando-as a animais, particularmente com conotações de malícia ou sexualidade. Em inglês, termos como *fox* (raposa) são usados para referir-se a uma mulher atraente e *vixen* (a fêmea da raposa) para uma mulher considerada mais lasciva. Mulheres mais velhas que têm relações sexuais com homens mais jovens são rotuladas como *cougars* (pumas) ou *snow leopards* (leopardos-das-neves), traçando paralelos com a natureza predatória desses animais.

Termos como *birds*, *chicks* e *hens* (pássaros, galinhas jovens e galinhas maduras) são usados para descrever as mulheres de uma maneira que as reduz a seus atributos biológicos. *Mares* (éguas) e *fillies* (potras) são empregadas para se referir a mulheres altas ou atléticas, enquanto *kittens* (gatinhas) e *bunnies* (coelhinhas) são reservados para mulheres mignon. A coelhinha mais icônica é a coelhinha da Playboy. Para alguns, a coelhinha representava liberdade e empoderamento sexual. Para outros, simbolizava opressão e o patriarcado.

Para os homens, as comparações animalescas sugerem uma falta de domesticação. Em 1755, Benjamin Franklin afirmou que "um homem sem esposa é apenas meio homem", e atribui-se a ele a referência aos homens solteiros como "animais incompletos". Não deixa de ser irônico, considerando que o próprio Franklin dificilmente seria um exemplo de fidelidade conjugal. Quando estava casado com Deborah Read, sabia-se que ele frequentava bordéis franceses e tinha vários relacionamentos com outras mulheres, incluindo uma amiga de sua esposa.

De acordo com os estereótipos culturais, os homens são como animais selvagens, feras indomadas das quais não se espera um comportamento gracioso. Na China contemporânea, os homens solteiros são por vezes referidos como "cães solteiros" (光棍狗 *guānggùn gǒu*), sugerindo que pessoas solteiras, como os cães, dependem de outras pessoas para ter companhia.

Howard P. Chudacoff, autor de *The Age of the Bachelor: Creating an American Subculture* (algo como "A era dos solteirões: a criação de uma subcultura americana"), descreve como, no século XVII, na região americana da Nova Inglaterra, os homens solteiros eram chamados de *rogue elephants* (elefantes rebeldes), à solta, descontrolados e potencialmente perigosos. Ou, se você preferir uma analogia mais ligada ao trabalho, os homens solteiros também eram chamados de *unyoked oxen* (bois livres das carroças).

Segundo a analogia, os homens são animais de carga que maximizam seu valor quando colocados para trabalhar.

Até "Peter Pan", o termo pejorativo usado para descrever solteirões como eu, resvala em uma referência a um animal. Na peça teatral clássica de James Barrie, Peter Pan é um menino que nunca cresce e vive no mundo mágico da Terra do Nunca. Seu nome é uma homenagem à divindade metade humana e metade cabra, Pã, da mitologia grega, que usa sua flauta mágica para comunicar-se com fadas e pássaros. Para mim, Peter Pan não passa de um ser metade homem e metade bicho que adora uma festa.

Resumo da ópera: a mensagem é clara. Suba na escada rolante para passar da coluna da direita para a esquerda. Deixe de ser "inferior".

Desvantagem n. 2: liminaridade

"Não me faça perder tempo."

Para os solteiros que têm a meta de subir pela escada rolante, o "algum dia" pode demorar a chegar.

O estado liminar é o momento intermediário quando as pessoas não estão nem no estado anterior nem no novo. A liminaridade é como uma ponte entre dois lugares – pense no saguão de um prédio ou em um elevador. A liminaridade no tempo marca períodos de transição na vida de uma pessoa, como o momento em que um relógio marca a meia-noite na véspera de Ano Novo. O período liminar pode ser curto, como uma cerimônia de formatura, ou longo, como a adolescência. Cerimônias de casamento são momentos liminares, enquanto uma igreja, nesse contexto, pode ser um local liminar.

O ato de esperar pode envolver expectativa, esperança e empolgação. É muito gostoso saber que as férias estão se aproximando. A espera, porém, também pode levar a sensações de impotência ou falta de controle. No dia a dia, esperar implica tempo perdido: na fila do supermercado, na sala de espera de um médico ou para embarcar em um avião. Ninguém vai a um hotel para pegar o elevador.

Enquanto esperam sua "cara-metade" para finalmente entrar na escada rolante, os solteiros da categoria "mais cedo ou mais tarde" vivem em um constante estado liminar. A expectativa de conhecer uma pessoa que os complete – enquanto deixam de usufruir de todos os outros benefícios de namorar e casar – pode tornar a espera ainda mais angustiante. Quando a pessoa se sente incompleta, a liminaridade assume uma dimensão sem igual. O que começa como um estado temporário de expectativa pode se estender por anos, até a vida toda. É como um elevador que nunca chega ao destino ou uma espera indefinida na fila do Detran.

Para muitos solteiros "mais cedo ou mais tarde", a vida sem um parceiro é liminar, sem garantia alguma de que a espera será temporária. O sucesso não é uniforme. Algumas pessoas desfrutam do privilégio de ser mais bonitas, bem-sucedidas, ricas, sociáveis, emocional e fisicamente saudáveis e viver nas proximidades de outros solteiros atraentes. Afinal, encontrar sua "tampa da panela" requer que a "tampa" diga "sim".

Um levantamento do Pew Research Center revela que cerca de metade dos adultos solteiros nos Estados Unidos não procuram ativamente sexo ou romance. Alguns solteiros não estão na melhor fase da vida para buscar um relacionamento convencional – por exemplo, um universitário de 18 anos, um divorciado com filhos adultos ou a pessoa mais velha do mundo no momento em que este livro foi escrito, Maria Branyas, uma espanhola de 116 anos que nunca fumou nem bebeu.

Uma minoria significativa de solteiros que não estão em busca de um relacionamento menciona as seguintes dificuldades:

- 18%: não tiveram sorte;
- 17%: acham que ninguém se interessaria;
- 17%: acham que estão velhos demais;
- 11%: têm problemas de saúde.

De acordo com a Organização Mundial da Saúde, mais de um bilhão de pessoas em todo o mundo – cerca de 15% da população mundial – vivem com algum tipo de deficiência. Essas deficiências podem impor ainda mais barreiras. Por exemplo, pessoas com deficiências físicas podem enfrentar dificuldades de acesso a espaços ou aos transportes públicos, enquanto pessoas com deficiências intelectuais podem ter dificuldades em interações sociais e em comunicar-se. É triste ter que dizer isso, mas muitas pessoas podem passar a vida inteira sentindo-se inferiores por achar que não se encaixam no padrão de beleza dominante.

Para os solteiros por circunstância que enfrentam desafios e perspectivas pouco animadoras, namorar pode ser exaustivo. Dados da Queen Mary University of London revelam que um homem heterossexual no aplicativo de namoro Tinder precisa curtir, em média, cem perfis para conseguir seis matches. Desses matches, apenas um em cada 57 passa para um encontro presencial, e são necessários cinco encontros com mulheres diferentes para chegar a algo romântico ou sexual. A situação é pior no Alasca, onde há 109,2 homens para cada 100 mulheres. Também é ruim em países com algum desequilíbrio de gênero decorrente de abortos seletivos por sexo, infanticídio feminino e acesso desigual à saúde. A Índia tem uma proporção de 108 homens para 100 mulheres; a China, 118 homens para 100 mulheres; e a Arábia Saudita, 137 homens para 100 mulheres. Esses desequilíbrios de gênero se traduzem em dezenas de milhões de homens "a mais" devido a dezenas de milhões de mulheres "a menos".

Os homens heterossexuais acham difícil encontrar alguém que os queira. As mulheres heterossexuais acham difícil encontrar alguém que *elas* queiram. Enfim, o básico: um cara que tenha um emprego, um carro e um aparador de pelos do nariz. Fora os CEOs famosos e de enorme sucesso, os atletas profissionais e os políticos, os homens ficam muito atrás das mulheres nos países desenvolvidos. Sessenta por cento dos estudantes universitários são mulheres, tanto de graduação quanto de pós-graduação. Mais mulheres solteiras têm a casa própria, enquanto os homens solteiros têm duas vezes mais chances de continuar morando com os pais. Os homens têm maior probabilidade de serem presos ou viverem em situação de rua. Também é mais difícil para os homens simplesmente continuarem vivos, morrendo em média 5,7 anos antes das mulheres nos Estados Unidos.

Considerando essas estatísticas, não surpreende que um número cada vez maior de pessoas se encontre em algum "estado de espera", um conceito que intrigou Kinneret Lahad, socióloga da Universidade de Tel Aviv. Lahad mergulhou nas dimensões sociais e culturais da espera e da esperança de constituir uma família. Por meio de suas pesquisas, descobriu que a espera não é apenas uma experiência individual, mas um fenômeno coletivo influenciado e moldado pelas expectativas da sociedade.

As normas culturais tendem a ditar o momento certo para ter um relacionamento e constituir família. As expectativas da sociedade geram estresse e pressão para corresponder às normas. Em alguns países, como a Itália, viver com a família estendida é uma norma respeitada, ao passo que, em outros, é motivo de chacota. As normas culturais também ditam quando o sexo deve (ou não) acontecer. Por exemplo, a comédia romântica *O Virgem de 40 Anos* brinca com a pressão da sociedade para perder a virgindade em uma determinada idade.

Uma faceta da pesquisa de Lahad diz respeito a um tipo de espera exclusivo das mulheres: o chamado relógio biológico. Esse relógio metafórico representa uma restrição biológica de tempo para a possibilidade de uma mulher ter filhos, algo inextricavelmente ligado à pressão social para ser mãe. Esse relógio metafórico, com alarmes definidos pela sociedade, reduz gradualmente a capacidade de uma mulher de ter filhos, aumentando a pressão para encontrar um parceiro adequado – o que explica por que o livro *Mulheres que escolhem demais: Pare de colocar defeito em todo mundo* foi um best-seller.

Como Lahad diz com propriedade: "A mulher é forçada a travar duas batalhas. A primeira é a suposição de que ela quer ter filhos, com as pessoas perguntando: 'Quando você vai ter filhos?' A segunda é defender a decisão de não ter filhos, caso seja sua escolha".

Melanie Notkin, autora de *Savvy Auntie: The Ultimate Guide for Cool Aunts, Great-Aunts, Godmothers, and All Women Who Love Kids* ("A tia sábia: o guia definitivo para tias legais, tias-avós, madrinhas e todas as mulheres que adoram crianças"), sentiu na pele a tensão psicológica e emocional que o relógio biológico pode impor às mulheres que querem ter filhos. Melanie esperou pelo homem certo com quem começar uma família, mas sem sucesso. Em suas palavras: "O tique-taque ensurdecedor do relógio biológico parece abafar a voz da razão, criando uma sensação de pânico que muitas vezes leva a decisões erradas e sofrimento emocional". Parece horrível.

Imagine passar a vida inteira na sala de espera de um médico, no aeroporto entre voos de conexão ou subindo no elevador sem nunca chegar ao quarto de hotel. É a isso que os solteiros "mais cedo ou mais tarde" se comprometem quando vivem no mundo liminar da espera pelo parceiro perfeito.

Desvantagem n. 3: o que você está esperando?

O último problema das metas é que elas são uma aposta incerta em um futuro melhor. Algumas metas, como perder peso, quando alcançadas, garantem resultados positivos. Outras não passam de projeções, previsões, esperanças, sonhos. O problema é que todo mundo sabe que os seres humanos são péssimos em prever o futuro ou como estarão quando esse futuro chegar. Como a minha mãe vivia dizendo: "Cuidado com o que você deseja".

O casamento pode ser maravilhoso e significativo: você tem um companheiro, alguém com quem pode contar para obter apoio e proteção contra os riscos do mundo. Alguém para dividir as despesas. Alguém com quem transar. Alguém com quem constituir uma família. Alguém para cuidar de você quando você envelhecer. E não vamos nos esquecer de todos aqueles incentivos fiscais!

Só que subir pela escada rolante não é uma meta única e isolada como correr uma maratona, escrever um livro ou perder peso. É uma interação complexa de fatores, muitos dos quais estão além do controle até dos casais mais privilegiados e bem-intencionados. Mesmo se a escada rolante estiver alinhada com o temperamento, os valores e o estilo de vida de uma pessoa, nada garante que seu parceiro continuará sendo a opção certa. As pessoas mudam. Os desejos evoluem. Uma pessoa pode querer ter mais sexo, enquanto a outra deseja menos – ou até nenhum sexo. Um parceiro pode revelar-se indigno de confiança ou impedir o crescimento pessoal. Pode se tornar um alcoolista. Um viciado em compras. Um parceiro pode humilhar ou até agredir seu companheiro. Uma estatística preocupante da Organização Mundial da Saúde revela que cerca de 30% das mulheres e 23% dos homens em todo o mundo sofreram violência física e/ou sexual por parte de um parceiro íntimo. Além da taxa de divórcio de um em cada três nos Estados Unidos, pesquisadores estimam uma taxa de infidelidade de um em quatro.

Apesar desses fatos preocupantes, as pessoas são excessivamente otimistas quanto às chances de sucesso conjugal. Apenas 5% a 10% dos casais optam por se proteger com um acordo pré-nupcial.

Os defensores do casamento, sejam clérigos, políticos ou a tia Sally, propagam a ideia de que o casamento torna as pessoas mais felizes. Citam pesquisas que mostram que as pessoas casadas dizem ser mais felizes que os solteiros, os quais, por sua vez, são mais felizes que os divorciados. Eles concluem: case-se e permaneça casado.

Se você é do tipo que aceita as coisas sem questionar, vamos fazer uma pausa para você vendar os olhos antes de subir o altar. A meu ver, essa pesquisa e esse raciocínio têm três problemas.

O primeiro é que pode até ser verdade que as pessoas casadas são mais satisfeitas com a vida, mas esse benefício do casamento é pequeno. Na verdade, a diferença nos níveis de felicidade entre pessoas casadas, solteiras e divorciadas é minúscula. Os estudos envolvem um número gigantesco de participantes, de modo que a diferença na satisfação com a vida pode ser detectada mesmo se não for tão significativa. Em outras palavras, saber se uma pessoa é casada ou solteira não diz praticamente nada sobre o verdadeiro nível de satisfação dessa pessoa com a vida.

Para falar sobre o segundo problema, vamos ver o que Bella DePaulo (você deve se lembrar dela da Carta de Amor Solo de Craig) tem a dizer a respeito.

Em um dia quente no sul da Califórnia, fui de carro de Los Angeles a Summerland pela Highway 101, apreciando a vista maravilhosa, para me encontrar com Bella, uma psicóloga social que pesquisou e escreveu extensivamente sobre a vida de solteiro. Professora da Universidade da Virgínia, no ano 2000 ela tirou um período sabático e decidiu dar um salto de fé. Escolheu seguir sua paixão – estudar a solteirice – em tempo integral e acabou se mudando para essa cidade idílica perto de Santa Barbara.[4] (Sei que isso parece o início de uma comédia romântica, na qual Bella acaba se apaixonando desesperadamente por um homem. Alerta de spoiler: isso não acontece.) O interesse de Bella pelo tema começou com uma pasta física que ela rotulou com o número um. Essa pasta tornou-se o repositório de suas primeiras reflexões e descobertas sobre o assunto. Tudo começou com uma citação em uma coluna de conselhos que declarava: "O 1 é um número inteiro".

Ao estudar as pesquisas que comparavam a felicidade de pessoas casadas e solteiras, Bella notou que, para demonstrar a vantagem em termos de felicidade, os pesquisadores retiravam as pessoas divorciadas da amostra de pessoas casadas. Os divorciados eram colocados em uma categoria à parte. Como as pessoas divorciadas da amostra eram menos felizes, ao removê-las, os investigadores impulsionaram artificialmente a felicidade das pessoas casadas. Devo dizer que essa decisão me parece, no mínimo, questionável.

É importante entender que, embora as pessoas casadas possam declarar ser mais felizes que as solteiras, isso não significa necessariamente que o casamento seja a causa da felicidade. As pesquisas que mostram uma vantagem em termos de felicidade são correlacionais, o que significa que algum outro fator pode estar causando a relação. O fato de dois conjuntos de dados, X e Y, poderem ser relacionados não significa, necessariamente, que X causa Y. Ambos podem ser causados por um terceiro fator, Z, ou a direção do efeito pode ser inversa – Y causa X. Assim sendo, pode haver outra razão

---

4. A ironia é que a pessoa que se tornou especialista mundial em solteirice só conseguiu se tornar especialista por ter a possibilidade de fazer o que queria justamente por ser solteira. Antes de seu trabalho sobre a solteirice, Bella era uma renomada pesquisadora voltada a investigar a detecção de mentiras. (Conclusão: achamos que sabemos detectar mentiras, mas, na verdade, não fazemos isso muito bem.) Quando me inscrevi para o programa de doutorado da Universidade da Virgínia, mencionei na minha inscrição que queria trabalhar com ela. Quem diria que, no fim das contas, acabaríamos nos conhecendo graças à solteirice!

para as diferenças de felicidade entre pessoas casadas, solteiras e divorciadas. Como os nerds gostam de dizer: "Correlação não implica causalidade".

Bella contesta enfaticamente as pessoas que afirmam haver uma ligação causal entre casamento e felicidade: "Nenhum estudo jamais mostrou que o casamento torna as pessoas mais felizes ou mais saudáveis, e nenhum estudo jamais o fará". A razão pela qual nenhum estudo jamais demonstrará que o casamento aumenta a felicidade é que nenhum pesquisador poderá realizar um estudo que leve os reality shows ruins a um nível completamente novo. Em vez de escolherem casar ou não, os participantes seriam designados aleatoriamente pelos investigadores para permanecerem solteiros, casar-se ou casar-se e depois divorciar-se. Chamo esse reality show fictício de "Casados e divorciados à primeira vista".

Mesmo se um estudo como esse pudesse ser realizado, há um problema adicional: seria necessário considerar que tipo de pessoa perturbada concordaria em estrelar o reality show eticamente duvidoso e questionável que acabei de inventar.

Bella defende uma abordagem alternativa para entender essas estatísticas: os estudos longitudinais. Os estudos longitudinais pedem para as pessoas avaliarem seu nível de felicidade em vários momentos da vida e comparam os níveis de felicidade antes e depois do casamento para verificar se houve ou não um aumento. Se as pessoas casadas felizes também se disseram felizes antes de se casar, isso sugeriria uma interpretação diferente dos dados.

Esses estudos, alguns dos quais foram conduzidos por economistas radicais, revelam um fato fascinante. As pessoas casadas têm uma ligeira vantagem de felicidade *antes* de se casarem (Figura 4). Além disso, a pequena desvantagem de felicidade das pessoas que se casam e se divorciam já se mostra presente *antes* do casamento. Uau!

Os estudos longitudinais sobre a satisfação com a vida e o estado civil sugerem outra interpretação, a qual proponho com muita cautela: as pessoas felizes têm maior probabilidade de se casar e continuar casadas. Outra interpretação, que proponho com ainda mais cautela: as pessoas felizes são simplesmente mais tolerantes à vida de casado.

Agora, antes de você sair correndo do altar, foi comprovado que o casamento contribui diretamente para a felicidade de uma pessoa cerca de um ano antes e um ano depois do casamento. Estamos falando do "efeito lua de mel", um fenômeno no qual os recém-casados experimentam um pico de felicidade, cujo ponto mais alto é o próprio dia do casamento. O custo médio de um casamento nos Estados Unidos é de cerca de 30 mil dólares. Isso equivale a cerca de 40 dólares por dia por um pequeno incremento de felicidade – por uma fração desse custo, você pode comprar todos os palitos de muçarela que quiser e pagar uma academia para queimá-los (Figura 4).

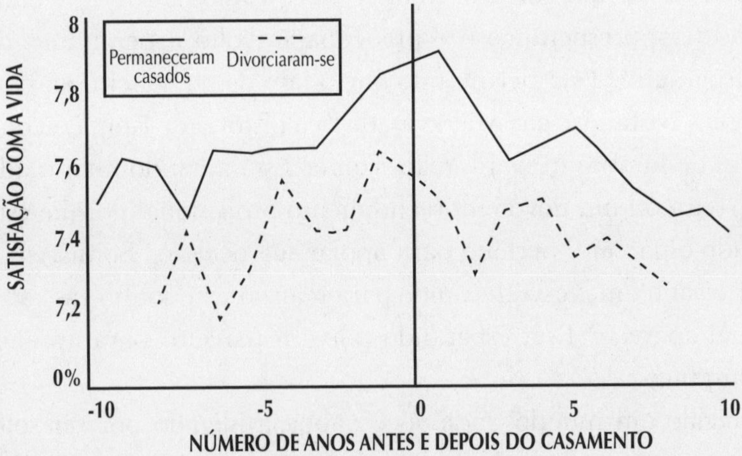

Figura 4: As pessoas que se casam são mais felizes antes de se casar. As pessoas que se casam e se divorciam são um pouco menos felizes antes de se casar. Observe o pico associado ao "efeito lua de mel". Dados de Stutzer e Frey (2003).

O maior desafio de viver solteiro não são os custos financeiros, as políticas públicas, as restrições de moradia ou a dificuldade de encontrar o parceiro certo. O maior desafio é a maneira como as pessoas se sentem por não conseguirem entrar na escada rolante ou por não quererem entrar nela.

Algumas pessoas acham difícil acreditar que o casamento não traz felicidade porque, quando as pessoas casadas dizem que são felizes, a tendência é acreditar nelas. No entanto, quando os solteiros dizem que são felizes, as pessoas não acreditam.

A tia Sally quer que Thelma seja feliz. Só que as duas têm ideias diferentes sobre o que isso significa. Thelma é saudável a ponto de fazer a difícil Trilha Inca até Machu Picchu e tem recursos para pagar a viagem. Arranja, generosamente, um tempo na agenda para visitar parentes e amigos. Tem um novo propósito com o cachorrinho que adotou. Ela parece ser uma pessoa muito legal. Devo admitir que até tenho uma quedinha por ela.

Se você for um solteiro "mais cedo ou mais tarde", vivendo ao mesmo tempo esperançoso e preocupado, volto a perguntar: o que está esperando? Está permitindo que o fato de ser solteiro afaste você das águas cristalinas das Maldivas, da rica história de Roma ou de uma viagem deslumbrante para Yellowstone? Está adiando uma mudança de carreira ou um novo empreendimento profissional porque está esperando o parceiro perfeito para apoiar sua decisão? Sonha em ter o próprio canto, mas está deixando para realizar esse sonho caso alguém especial apareça? Está esperando por um parceiro para aprender a dançar tango?

Imagine um mundo onde você não seja julgado por ser solteiro. Imagine um mundo onde você tenha as mesmas oportunidades que uma pessoa casada. Imagine um mundo onde você possa escolher a melhor vida para você – nas suas condições e no seu momento.

Imagine um mundo feito por você para você.

UMA CARTA DE AMOR SOLO

Darlene, consultora de gestão de mudanças, Halifax, Nova Escócia, Canadá

Os rótulos podem ser grudentos e complicados. Não gosto de me rotular porque não quero me sentir presa aos rótulos. Imagine a minha surpresa quando descobri o podcast *Solo* alguns anos atrás e senti o apelo do rótulo Solo.

Antes de descobrir o conceito de Solo, eu tinha passado quase vinte anos absorvendo toda a retórica negativa sobre ser solteira. Aos 30 anos, me divorciei e voltei ao "mercado". Era mais fácil ver um unicórnio cor-de-rosa do que encontrar um "relacionamento de sucesso". O namoro online só piorou as coisas, abalando a minha confiança nos homens e a minha autoestima. Aos 40, eu me debatia em algum ponto entre a aceitação da derrota e a exaustão.

Comecei a encontrar publicações que viam a solteirice com uma abordagem positiva. Vários podcasts que tinham essa abordagem abriram para mim uma nova forma de pensar sobre o fato de eu ser solteira. Então encontrei o podcast *Solo*. Por meio dele, acompanhei o processo enquanto Peter explorava abertamente a definição de Solo, permitindo que ela evoluísse com o tempo. Nem todo mundo entende a ideia, mas quem entende realmente entende. Foi um alívio enorme. Descobri que existem outras pessoas como eu. Ao remover os velhos clichês de "pobre de mim" e "solteiro incompleto" da narrativa e substituí-los por exemplos de solteiros realizados e pesquisas que apoiam o estilo de vida dos solteiros, o movimento Solo atrai e conecta pessoas com ideias afins.

Se você encontrar um rótulo que lhe sirva, não deixe de usá-lo. Há algo de indescritível em poder conversar com um grupo de pessoas que compartilham uma visão de mundo e uma linguagem em torno de uma parte tão importante de quem você é, especialmente quando a maior parte do mundo vive em outra realidade.

Passei por várias grandes mudanças e reinvenções, mas esta parece ser a mais autêntica para quem eu realmente sou. Duvido que tenha sido uma coincidência que, na mesma época em que descobri o movimento Solo e outras narrativas positivas para os solteiros, eu tenha iniciado projetos pessoais que deram um novo sentido à minha vida e descoberto novos papéis no meu trabalho que têm muito mais a ver comigo.

Continue sonhando grande!

UMA CARTA DE AMOR SOLO

Anne, aposentada, Massachusetts e Minnesota, Estados Unidos

O elefante na sala, para alguns solteiros, é a sensação de serem "inamoráveis".

A trajetória para uma vida fora de série é repleta de frustrações, a menos que a pessoa encontre um caminho para escapar da floresta de valores normativos. Muitos de nós, por várias razões, somos ignorados ou ridicularizados por sermos inamoráveis.

A hemi-hiperplasia dominou a minha vida até meus vinte e poucos anos, quando fiz uma cirurgia facial para corrigir o problema de um lado do rosto crescer mais que o outro. A doença afetou a minha aparência, a minha fala e a minha autoestima enquanto as pessoas zombavam de mim por não ser fisicamente atraente. Nunca tive um date no ensino médio nem na faculdade. Tive poucos relacionamentos íntimos, e esses poucos foram sem sentido e insatisfatórios, sem qualquer conteúdo emocional. Vamos avançar para os meus cinquenta e poucos anos, quando recebi o diagnóstico de esclerose múltipla. Nesse ponto, desisti de toda e qualquer esperança de ter um estilo de vida "normativo".

Entretanto, meus pais me ajudaram a encontrar e criar uma vida fora de série.

- Eles perceberam que eu provavelmente teria que assumir o controle da minha vida como uma Solo. Ensinaram-me as habilidades necessárias para cuidar da minha vida. Como cuidar da casa, cozinhar, fazer pequenos reparos e confiar nas minhas decisões.
- Posso dizer que fui uma boa aluna. Minha capacidade de me focar e prestar atenção, bem como minha personalidade estável e independente, alimentaram minha autoconfiança para fazer minhas próprias escolhas, boas ou ruins.
- Um punhado de bons amigos enriqueceram a minha vida o suficiente para eu não precisar de um relacionamento íntimo. Uma certa aversão pela intimidade sexual me ajudou a viver sem esse componente físico – eu posso viver satisfeita, até feliz, sem isso.

- Cachorros. Sempre tive companheiros caninos que me amavam apesar da minha aparência.
- Viagens. Quando me aposentei como professora de artes, descobri as excursões. Eu poderia viajar para onde quisesse, quando quisesse (dentro das limitações do meu orçamento, é claro).

Pensando bem, posso dizer que tenho uma vida fora de série e nada disso teria acontecido se eu tivesse conseguido trilhar pelo caminho "normativo".

O não conformismo é a "norma" para os Solos.

4

Um mundo feito para você

A Suécia é a capital mundial dos solteiros, ostentando uma das taxas mais altas de solteiros. Lá, 40% da população vive sozinha. Em Estocolmo, o número sobe para quase 60%.

Espero que já tenha ficado claro que esse estilo específico de relacionamento romântico – baseado no status e normalmente marcado pelo casamento – não passa de uma invenção recente da sociedade, amplamente promovido e adotado por ela. A maioria das pessoas busca esse estilo de vida em algum momento, com graus variados de sucesso. Uma vez que o governo, as instituições religiosas e até a família querem que você suba pela escada rolante até morrer, há uma série de incentivos e punições destinados a ajudá-lo a entrar e permanecer nesse caminho. Não há nada de errado em escolher essa direção, mas claramente não é para todos nem em todos os momentos da vida. Do mesmo modo como o mundo inventou o casamento, a sociedade também está abrindo espaço para pessoas que querem ser solteiras – por um tempo ou para sempre.

Para um Solo como eu, a Suécia parecia a terra prometida. Desejoso de conhecer um país feito para mim, troquei metaforicamente meu chapéu de caubói por um chapéu estilo Indiana Jones e fiz minha expedição Solo a Estocolmo. Foi no festival de verão da Suécia, quando as pessoas se reúnem para celebrar os dias longos e as noites curtas do solstício de verão. Eles jogam jogos tradicionais como *kubb*, *femcamp* e *kasta hästsko*, e jovens mulheres com flores nos cabelos dançam ao redor de um mastro. Era tudo muito surreal.

A tendência das pessoas de viverem sozinhas na Suécia pode ser atribuída ao governo assistencialista e à extraordinária igualdade de gênero do país. O governo fornece aos cidadãos um sistema de saúde universal, educação gratuita e generosos seguros-desemprego. Podendo contar com um alto nível de oportunidades educacionais e econômicas, as mulheres não dependem dos homens para serem sustentadas, o que abre mais oportunidades para as pessoas viverem sozinhas. De acordo com Lars Trägårdh, coautor de *The Swedish Theory of Love* (algo como "A teoria sueca do amor"), isso ajuda os suecos a viverem sozinhos, não em unidades familiares tradicionais. Como ele me explicou: "Temos um sistema de assistência social que nos dá muita segurança, por isso não dependemos de vínculos sociais como as pessoas de outros países".

Tradução: os suecos não precisam se casar para sobreviver.

Uma explicação alternativa para o aumento do número de solteiros é que a Suécia e outros países escandinavos são individualistas – viver sozinho é o estado natural deles. O individualismo concentra-se nos direitos, liberdades e conquistas pessoais, enquanto o coletivismo enfatiza o bem-estar do grupo pela cooperação, lealdade e harmonia social. Os países escandinavos, como os Estados Unidos, estão entre os dez primeiros em termos de individualismo.

O individualismo certamente contribui para o aumento do número de solteiros, mas as culturas coletivistas estão testemunhando um aumento semelhante.

A Coreia do Sul, apesar de ser o décimo primeiro país mais coletivista, disputa o título de capital asiática dos solteiros. O país está passando por um declínio nas taxas de casamento e de natalidade conforme os jovens optam pela liberdade pessoal em vez da árdua busca por estilos de vida tradicionais que incluem estudar, trabalhar e casar-se.

Como os americanos, os sul-coreanos buscam copiar o estilo de Gangnam, um afluente bairro em Seul cujos moradores são conhecidos pelas exibições ostensivas de riqueza. A pressão para se conformar aos papéis tradicionais de gênero leva os homens a gastar muito em presentes, jantares e entretenimento para impressionar suas potenciais parceiras românticas. Ter uma casa costuma ser um pré-requisito para o casamento, mas, com o aumento dos preços dos imóveis, é muito difícil para os jovens conseguirem comprar uma. Até uma cerimônia de casamento implica um grande custo; uma pesquisa realizada pela Associação Coreana de Cultura de Cerimônias de Casamento indica que o custo médio de um casamento na Coreia do Sul é de impressionantes 100 milhões de won (cerca de 86 mil dólares). Em Seul, esse custo aumenta para absurdos 260 milhões de won, o que equivale a cerca de 224 mil dólares.

Imagine quantas toneladas de kimchi não daria para comprar.

Incapazes de manter esse estilo de vida (ou sem interesse em tentar), um número cada vez maior de jovens sul-coreanos está optando por desviar-se da cultura tradicional e adotar o que chamam de estilo de vida *honjok* (pronuncia-se "honjôu"), que envolve fazer as atividades sozinho – como caminhadas ou jantares – sem se preocupar com o que os outros podem pensar. O termo *honjok* é uma combinação de duas palavras coreanas: "sozinho" e "tribo". Um *honjok* opta por ficar solteiro, morar sozinho e fazer as coisas sozinho. A escritora coreano-americana Anne Babe me contou que esse grupo costuma ser composto de pessoas jovens e criativas: "São pessoas muito ambiciosas que desejam alcançar seus próprios objetivos e sonhos". Em consequência, os *honjoks* podem não ter tempo ou energia para buscar relacionamentos amorosos por estarem focados em otimizar seu próprio bem-estar.

A cultura *honjok* tem a própria linguagem. Exemplos incluem: 1) *honhaeng*, ou viajar sozinho, tendência que tem ganhado popularidade entre os jovens coreanos que buscam a independência e a autodescoberta; 2) *honsho*, ou fazer compras sozinho, um desvio da atividade tipicamente social de comprar roupas e joias; 3) *honnol*, ou divertir-se sozinho, como sair para um passeio ou ir a um fliperama; e 4) *honyeong*, ou ir ao cinema sozinho, prática que vem ganhando aceitação na cultura sul-coreana – tanto que os cinemas estão chegando a instalar corredores de assento único. Pense nisto: você nunca mais vai precisar brigar com um desconhecido por aquele apoio de braço!

Bihon é outro termo da Coreia do Sul inspirado por mulheres que descartam totalmente o casamento. *Bi* quer dizer evitar ou escapar e *hon* significa casamento.

Bihon é um termo importante porque indica uma tendência que está impulsionando o aumento dos solteiros. De acordo com Elyakim Kislev, da Universidade Hebraica e autor de *Happy Singlehood* (algo como "Feliz solteirice"), o crescente empoderamento das mulheres é um dos fatores mais importantes para a decisão delas de adiar o casamento, permanecer solteiras ou divorciar-se.

Ao longo do século passado, as mulheres fizeram enormes progressos na luta contra o patriarcado e na conquista de direitos e liberdades sociais, econômicos e políticos. O sufrágio feminino americano em 1920 foi um passo crucial nesse processo, dando às mulheres maior independência. A invenção da "pílula", a Lei dos Direitos Civis de 1963[1] e a sua aplicação na década de 1970, o Título IX[2] em 1972 e *Roe vs. Wade*[3] em 1973 foram marcos importantes que ajudaram a empoderar as mulheres e a avançar em direção a um casamento igualitário.

---

1. Nota da Tradutora: A Lei dos Direitos Civis foi crucial para as mulheres ao proibir a discriminação de gênero no trabalho e em instituições públicas nos Estados Unidos.
2. Nota da Tradutora: O Título IX foi uma lei federal que proibiu a discriminação de gênero em instituições educacionais, garantindo oportunidades iguais em esportes, educação e outros aspectos, promovendo a equidade de gênero nos Estados Unidos.
3. Nota da Tradutora: *Roe vs. Wade* foi um caso judicial histórico decidido pela Suprema Corte dos Estados Unidos que foi decisivo para as mulheres ao legalizar o direito ao aborto no país, garantindo autonomia sobre suas decisões reprodutivas.

Foi só na década de 1970 que os Estados Unidos aboliram as leis do "chefe e mestre", que davam aos maridos o controle total sobre os bens e os rendimentos de suas esposas. Uma mulher casada não tinha como abrir a própria conta bancária, assinar contratos nem tomar decisões financeiras sem a permissão do marido. As mulheres não podiam sequer ter cartões de crédito em seu próprio nome nos Estados Unidos até 1974. Apesar do progresso, o patriarcado persiste até hoje. As cerimônias de casamento contemporâneas, por exemplo, refletem a mercantilização das mulheres. Stephanie Coontz, autora de *Marriage, A History: How Love Conquered Marriage* ("Casamento, uma história: como o amor conquistou o casamento"), observou: "A tradição de o pai entregar a filha ao noivo na cerimônia é um lembrete pungente de como essas ideias ainda têm raízes profundas em nossa consciência coletiva".

Hoje, graças a maiores oportunidades educacionais e econômicas, as mulheres de muitos países estão começando a ultrapassar os homens e optando cada vez mais por renunciar ao casamento. Desde a década de 1960, a taxa de participação das mulheres no mercado de trabalho disparou, refletindo um aumento significativo na proporção da população em idade ativa empregada ou em busca de emprego. A taxa de participação laboral dos homens caiu um pouco.

Mudanças nas normas sociais e no acesso à educação e às oportunidades profissionais tornaram mais aceitável para as mulheres priorizar a carreira a constituir família. O jornalista e autor Ta-Nehisi Coates caracteriza essa tendência com primor:

> *Acho que os seres humanos são muito lógicos e em geral são hábeis na identificação dos seus interesses. Apesar do que muita gente acredita, as mulheres também são seres humanos e, se hoje têm menos probabilidade de se casar, é provável que tenham decidido que o casamento não promove seus interesses tanto quanto antes.*

A ascensão de mulheres rebeldes não se limita à Suécia, à Coreia do Sul ou aos Estados Unidos e é um fenômeno global.

Um dos países mais focados em escadas rolantes e em culturas opressivas para as mulheres é a Índia. Contudo, o país serve como um estudo de caso inspirador para mostrar o quanto a ascensão e a rebeldia das mulheres se espalhou pelo mundo. Apesar de uma cultura profundamente enraizada de família, casamento e casamentos arranjados, as recentes mudanças demográficas ocasionaram um aumento no número de indianos solteiros, especialmente jovens vivendo em áreas urbanas. As jovens mulheres buscam cada vez mais estudos superiores e oportunidades de carreira e estão adiando o casamento para conquistar mais independência. Ketaki Chowkhani, acadêmica dedicada a estudar diferenças de gênero e a solteirice, observou como as mulheres indianas estão se manifestando e exigindo seus direitos. Elas estão questionando os papéis tradicionais de gênero, buscando oportunidades de educação e profissionais e adiando o casamento. Também estão se manifestando contra a violência e a discriminação. Além disso, os casamentos arranjados estão começando a cair em desuso, com as gerações mais jovens valorizando mais o amor e a autonomia nas relações românticas. Sreemoyee Piu Kundu, defensora dos solteiros e autora de *Single Status: The Truth about Being a Single Woman in India* (algo como "Solteira: a verdade sobre ser uma mulher solteira na Índia"), me disse: "A Índia está à beira não apenas de uma revolução cultural, mas também de uma revolução sociológica, demográfica, econômica e sexual. É um país onde o casamento e a maternidade são considerados o Santo Graal de ser uma mulher. A solteirice, ou o movimento Solo, é uma parte importante dessas mudanças pelas quais a nossa sociedade está passando".

A Nigéria, que, segundo projeções, será o terceiro país mais populoso do mundo até 2050, está vivendo uma tensão cultural entre casamentos arranjados e casamentos por amor. De um jeito ou de outro, a cultura exige que as pessoas subam pela escada rolante. "Em Lagos, a pressão para se casar é enorme", diz Ifeoma, uma mulher de vinte e poucos anos que trabalha em marketing. "É como se eu não fosse completa por não ser casada." Adeola Ogunsanwo, escritora e jornalista nigeriana, é creditada por uma piada que foi incorporada à tradição de Lagos: "Ser solteiro em Lagos é como um esporte radical que exige força mental, emocional e psicológica".

Entretanto, uma nova força vem mostrando ter grande apelo às pessoas, principalmente nos centros urbanos: a solteirice. Em 2022, quase metade da população nigeriana entre 15 e 64 anos de idade era solteira, uma taxa ainda mais elevada na maior cidade do país, Lagos. Chiamaka, uma lagosiana de 32 anos, traduziu bem o sentimento de ser uma Solo em entrevista com Bella Naija: "Ser solteira em Lagos pode ser difícil, mas também é libertador. A sociedade pressiona muito para as pessoas se casarem e constituírem família, principalmente para as mulheres, mas estou curtindo minha liberdade enquanto posso. Lagos é uma cidade cheia de oportunidades e ser solteira me permite aproveitá-las sem restrições".

Além da ascensão das mulheres e do custo de buscar realizar o "Sonho Americano" ou seu equivalente cultural, as pessoas estão adiando o casamento, por um tempo ou para sempre, por uma série de razões: a ascensão da vida urbana, que torna mais fácil viver sozinho, a imigração (os imigrantes têm maior probabilidade de serem solteiros), o menor interesse em ter filhos e as mudanças que facilitam estar só (como apartamentos e a ascensão da vida urbana em termos mais gerais), para citar apenas alguns.

Entre os principais fatores desse movimento de distanciamento do casamento, citam-se a invenção do divórcio e a flexibilização dos padrões de divórcio. Um em cada três casamentos nos Estados Unidos termina em divórcio. Em 1930, a taxa de divórcios era de um em cada seis casamentos. Em 1808, era um em doze. As três principais razões mencionadas para o divórcio hoje são: 1) problemas de comunicação, 2) infidelidade e 3) problemas financeiros. Nos anos 1800, era muito mais difícil se divorciar e as leis exigiam provar "adultério", "deserção", "crueldade" ou "embriaguez habitual". Curiosamente, alguns investigadores alegam que o divórcio é contagiante; um estudo de 2013 publicado no periódico *Social Forces* constatou que, se um amigo próximo ou membro da família se divorcia, a chance de uma pessoa também se divorciar aumenta 75%.

As pessoas estão cientes do risco do divórcio e, portanto, são mais cautelosas ao iniciar relacionamentos de longo prazo. O sociólogo Eric Klinenberg, autor de *Going Solo* (algo como "Transformando-se em um Solo"), observa: "As pessoas sabem que, nos dias de hoje, os casamentos têm mais chances de terminar em divórcio e hesitam em se casar". É chocante ver toda a burocracia que um divórcio implica. Um amigo se queixou comigo, no meio de seu processo de divórcio: "Se eu soubesse o trabalho que daria para me divorciar, eu nunca teria me casado".

Sustento com veemência a teoria de que o aumento do número de pessoas solteiras (tal qual a probabilidade de divórcio) é contagioso. Um indicador que costuma ser negligenciado pelos demógrafos é a presença de pessoas solteiras (e felizes) inspirando os outros a permanecerem solteiros, ou, como eu gosto de dizer: *solteiros geram solteiros*.

Na minha infância, George era o único solteiro do bairro. Hoje há mais pessoas como ele, Thelma e a comunidade Solo, que servem de exemplos de pessoas que vivem sozinhas, porém conectadas. O movimento Solo está ganhando força, um amigo de cada vez. Hoje em dia também é mais fácil se informar. Temos livros, podcasts e comunidades online para solteiros. Então, se você se sente sozinho em sua solteirice, saiba que você não está sozinho.

A cultura popular está acelerando a propagação do movimento. A primeira canção de amor conhecida é o "Hino hurrita a Nikkal", um grande hit composto mais ou menos no ano de 1400 a.C. Contudo, nos últimos anos, tenho visto canções que celebram o amor-próprio, o crescimento pessoal e a autonomia individual. Chego a encontrar playlists inteiras celebrando a solteirice, com músicas como o hit

"Good as Hell" de Lizzo, "Paper Mache (Single AF)" de Miss Eaves ou "Ridin' Solo" de Jason Derulo, uma das minhas favoritas.

Os solteiros começaram a ser representados positivamente na TV americana em 1966, com a inovadora sitcom *Que Garota*. Estrelada por Marlo Thomas como Ann Marie, uma jovem atriz solteira que mora em Nova York, a sitcom destoa dos programas familiares da época, como *Papai Sabe Tudo* e *The Donna Reed Show*. Ann Marie era retratada como uma mulher independente, confiante e ambiciosa que perseguia seus sonhos, em vez de buscar se casar. Outros shows, como *Living Single*, *Friends*, *Seinfeld*, *Sex and the City* e *Girls*, retratam solteiros independentes e confiantes buscando realizar seus sonhos – embora talvez nem tanto no caso de *Seinfeld*.

A série *Supergatas*, especialmente, serviu de inspiração para mulheres de todo o mundo se unirem na aposentadoria e cuidarem umas das outras. No programa, que foi ao ar de 1985 a 1992, Bea Arthur, Betty White, Rue McClanahan e Estelle Getty interpretaram quatro mulheres indomáveis que compartilhavam uma casa em sua maturidade. Cada personagem – a língua afiada Dorothy, a cativante Rose, a animada Blanche e a espirituosa matriarca Sophia – desenvolve um vínculo não definido pelo romance, mas tão significativo quanto subir pela escada rolante.

A popularidade e a duração de *Supergatas* demonstra sua importância cultural. A série foi progressista, abordando questões como direitos dos homossexuais, etarismo e empoderamento feminino. Também enfatizou o poder transformador da comunidade, sugerindo arranjos de vida comunal e os conceitos de "família escolhida" que ganharam proeminência nos últimos tempos.

À medida que as pessoas veem mais exemplos de solteiros em suas comunidades, na TV, nos filmes e na música, esses modelos deverão inspirar outros a abraçar a solteirice, talvez até levando a um futuro no qual as pessoas casadas se tornarão a minoria. Imagine livros que serão escritos para desestigmatizar a vida de casado, com títulos como *Casado: quebrando as regras em um mundo feito para um.*

A ascensão dos solteiros não apenas está mudando a forma como vemos o casamento e a família, como também está influenciando a economia e as empresas. As melhores empresas já estão cientes do aumento do número de Solos, oferecendo produtos e serviços adaptados a esse grupo demográfico.

Na Ásia, os solteiros estão lançando uma mudança cultural importante o suficiente para chamar a atenção das empresas. O Dia dos Solteiros da Alibaba, celebrado todos os anos no dia 11 de novembro – 11/11, entendeu? –, demonstra um grande e crescente mercado para produtos e serviços feitos sob medida para solteiros. Desde a sua criação em 1993, como celebração não oficial da vida de solteiro por estudantes da Universidade de Nanjing, na China, o Dia dos Solteiros tornou-se cada vez mais popular e incrivelmente lucrativo, com vendas superiores às do Amazon Prime Day e da Black Friday combinadas.

Na Coreia do Sul, a tendência do *honjok* reflete a maneira como as empresas estão se voltando ao grupo demográfico dos solteiros, oferecendo produtos e serviços especializados. Por exemplo, os bancos começaram a oferecer cartões de crédito específicos para solteiros. Plataformas de e-commerce incluem o *honjok* como categoria de compras, vendendo máquinas de lavar menores, móveis multiuso e conjuntos de louças e talheres para uma pessoa. Lojas de conveniência vendem refeições de porção única. Serviços de delivery oferecem refeições para uma pessoa. Bares e restaurantes prometem aos clientes individuais o mesmo atendimento oferecido a casais e grupos maiores. Karaokês oferecem cabines individuais.

Um mundo está sendo feito para você.

As histórias em quadrinhos que eu lia na infância apresentavam super-heróis como Batman (Bruce Wayne), Mulher-Maravilha (Diana Prince), Capitão América (Steve Rogers), Capitã Marvel (Carol Danvers), Flash (Barry Allen), Lanterna Verde (Hal Jordan), Demolidor (Matt Murdock) e Viúva Negra (Natasha Romanoff), e todos eles tinham coisas mais importantes para fazer do que se casar.

Livres da escada rolante, os super-heróis podem dedicar tempo, atenção e energia para fazer do mundo um lugar melhor. Imagine a Mulher-Maravilha pegando seu laço e correndo em direção ao seu jato invisível enquanto seu marido reclama: "Querida, você está saindo para salvar o mundo, *de novo*?! A gente não tinha combinado de ver a segunda temporada de *Casamento às Cegas*?".

O estudo do Pew Research Center revelou que muitos solteiros estão abrindo mão de namorar porque têm coisas mais importantes para fazer. Eles podem estar buscando uma série de coisas: uma pós-graduação, uma temporada como voluntário no Corpo da Paz, uma mudança para uma nova cidade, voltar a ficar em forma, tirar uma licença de piloto ou escrever um livro.

Os solteiros costumam ter mais flexibilidade e controle sobre seu estilo de vida, por não estarem sujeitos ao estilo de vida do parceiro e às responsabilidades familiares. Podem trabalhar mais em seu emprego fixo ou optar por fazer um bico à noite ou nos fins de semana. Contando com maior mobilidade, podem procurar empregos melhores em cidades onde o trabalho é mais bem remunerado. Por terem mais controle sobre as despesas, podem reduzi-las e trabalhar menos ou aposentar-se antes. Podem viajar pagando menos ao evitar as altas estações das férias escolares. Isso explica por que os nômades digitais (pessoas que viajam quando e para onde querem enquanto trabalham remotamente) têm mais chances de ser solteiros; em 2018, um levantamento da Fast Company revelou que 74% dos nômades digitais são solteiros ou estão em relacionamentos não tradicionais.

Aqui entra Kris Marsh, uma Solo corajosa e intempestiva, autora de *The Love Jones Cohort: Single and Living Alone in the Black Middle Class* (algo como "O coorte da atração entre afro-americanos: solteiro e morando sozinho na classe média negra"). Kris e eu acabamos sendo professores universitários estudando a solteirice. Kris é negra e cresceu em uma comunidade predominantemente branca, enquanto eu, um cara branco, cresci em uma comunidade predominantemente negra.

Kris defende um caminho alternativo para o sucesso e a felicidade que costuma ser negligenciado: o estilo de vida "solteiro morando sozinho". Sua pesquisa sobre os solteiros morando sozinhos revela uma oportunidade de rejeitar as expectativas sociais em relação ao casamento e à família. Ela questiona a ideia de que o casamento é o único caminho para a classe média na comunidade afro-americana, especialmente para as mulheres. Em suas palavras: "Viver sozinho costuma ser visto como um fracasso, especialmente para as mulheres. Mas ser solteiro e morar sozinho pode ser um passo estratégico em direção à estabilidade econômica e à ascensão de classe social. Pode dar às mulheres a chance de focar sua educação e carreira, possibilitando mais independência financeira e mais controle sobre a própria vida". As pesquisas de Kris oferecem um contraponto à suposição comum entre os demógrafos. E ela tem os dados para corroborar suas conclusões.

Minha vida seguiu por um rumo que meu eu mais jovem, um rapaz provinciano e muito bem-comportado criado por uma mãe solo, jamais poderia ter imaginado. Pessoas do meu mundo não se tornam professores universitários. Tornam-se alcoolistas, como o meu pai.[4]

Duvido muito que eu teria conseguido conquistar tudo que conquistei se estivesse na escada rolante do relacionamento. A escada rolante demandaria muito do meu tempo, atenção e energia. A pós-graduação foi tão difícil que ter uma namorada na época reduziu seriamente minhas chances de sucesso. Em outros momentos da minha vida, quando os riscos não eram tão grandes, percebi que a escada rolante me impedia de fazer as coisas que eu queria. E eu queria fazer tudo: escrever livros, dar festas temáticas, praticar esportes, lançar programas de TV, dar cursos em Dubai, me apresentar em clubes de comédia, fazer palhaçadas para alegrar crianças em hospitais e viajar com passagens só de ida.

---

4. Sou tão racional que decidi na adolescência que, se eu não bebesse, não teria problemas com álcool. Fui abstêmio até os 25 anos e retornei orgulhosamente a esse estilo de vida.

Refiro-me aos custos de oportunidade, um conceito importante, mas muito negligenciado, da economia: gastar dinheiro, tempo, energia e atenção em uma coisa significa que esses recursos não podem ser gastos em outras coisas. Os *bihon* e os super-heróis conhecem bem esse conceito. Os custos de oportunidade do relacionamento comprometido tradicional, especialmente o casamento, são altos porque a escada rolante exige o máximo de atenção e apoio – o parceiro e os filhos são "tudo". Uma prova disso é que os irmãos solteiros têm maior probabilidade que os casados de cuidar de um progenitor idoso porque os irmãos casados já têm "responsabilidades demais" com a família.

Outro conceito importante da economia que exemplifica as oportunidades de ser solteiro é a opcionalidade, que é o valor de *ter a possibilidade, mas não a obrigação, de fazer escolhas.*

Considere o seguinte cenário: você está pensando em comprar um carro. O custo de oportunidade ocorre quando você escolhe um carro em vez de qualquer outro, potencialmente abrindo mão dos benefícios que os outros veículos poderiam oferecer. A opcionalidade, por outro lado, é o valor de ter uma gama de escolhas entre modelos e marcas, mantendo a liberdade de fazer uma escolha no futuro. Na vida amorosa, opcionalidade significa ter a liberdade de escolher se você quer namorar e, se optar por namorar, a liberdade de escolher o melhor parceiro em um determinado momento. O custo de oportunidade, por sua vez, significaria escolher um parceiro a outro e perder os benefícios potenciais que poderiam ter advindo da escolha de um parceiro diferente. Optar por não marcar um date para explorar uma cidade sozinho é uma questão de custo de oportunidade. Poder escolher quais bairros você explorará em uma aventura solo é uma questão de opcionalidade. Em resumo, os solteiros têm mais opcionalidade e menos custos de oportunidade.

E não vamos nos esquecer do que pode ser a maior vantagem de todas: você não precisa aturar ninguém roncando do seu lado.

Na minha viagem a Estocolmo, eu estava em um café ao ar livre perto do Lago Mälaren, do Palácio Real e da Câmara Municipal. Lá, conheci Yaroslava Kudrina, uma turista russa que tinha uma empresa e poderia ser confundida com uma modelo. Yaro, que mora em Estocolmo, me falou das diferenças culturais entre a Rússia e a Suécia.

Os russos, assim como os seus supermercados, oferecem baixa opcionalidade. Em comparação com a Suécia, a Rússia tem um sistema assistencialista muito menos desenvolvido e uma rede de previdência social limitada. Ela me contou como a cultura russa diz que você até pode tentar, mas não há muito que possa fazer para mudar sua vida. É interessante notar que sua família reforça essa crença cultural. Por outro lado, a vida na Suécia tem muitas opções – como um supermercado sueco.

Os suecos ouvem da família: "Você pode ser e fazer o que quiser".

Yaro destaca um paradoxo: ter opções demais pode gerar muita pressão para tomar as melhores decisões. Essa pressão não existe em sua terra natal.

Os suecos não dependem necessariamente dos outros para sobreviver, mas isso não significa que eles não criam vínculos sociais. Os solteiros ao redor do mundo em geral têm mais amigos e são mais engajados em suas comunidades do que os casados. Os solteiros normalmente têm uma rede social ampla e diversificada à qual recorrer, dependendo da situação: cinema, museu, caminhada, procurar um emprego ou ter um ombro para chorar.[5]

Trägårdh explicou como os suecos equilibram a autonomia individual com a necessidade de pertencer à sociedade. "Os suecos são muito bons em ser sociais quando querem, mas também são muito bons em ser antissociais quando querem". Na Suécia, é comum fazer um *fika* – uma pausa para o café – com colegas ou amigos. É uma maneira de socializar sem se comprometer com nada além de uma xícara de café.

---

5. Quando eu era mais jovem, sempre que andava pela cidade onde morava, ficava de olho em lugares onde eu poderia dormir caso, algum dia, ficasse em situação de rua. Sim, sou tão planejador que chego ao limite do ridículo. Um dia, percebi que, caso isso acontecesse, eu teria uns vinte sofás (ou até uns quartos de hóspedes chiques) de amigos que ficariam felizes em me hospedar, uns dias aqui e outros ali, até eu conseguir me recuperar.

A Suécia, com suas oportunidades de solitude e conexão, é um dos países mais felizes do mundo. Considerando que os dados sobre o aumento do número de solteiros estão corretos, posso dizer com segurança que, à medida que mais países se desenvolvem, teremos ainda mais solteiros em países como a Nigéria, a Índia e a Arábia Saudita. Conforme os solteiros se virem refletidos no mundo, as empresas, as instituições religiosas e os governos responderão sendo cada vez mais abertos aos solteiros – concedendo benefícios aos indivíduos, não apenas aos casais.

Uma possibilidade empolgante é que, tal qual os alegres suecos celebrando o solstício de verão ou os super-heróis mascarados, nunca foi tão fácil criar uma vida fora de série, aperfeiçoando a si mesmo, embarcando em viagens ou saboreando um café na tranquilidade de sua solitude ou na companhia de um amigo. Você pode escolher o próprio rumo: seguir sozinho, entrar na escada rolante ou trilhar por um caminho menos convencional. Mais do que nunca, o potencial de ter uma vida fora de série está ao seu alcance, especialmente quando você escolhe a vida Solo.

Solo não é um estado civil. É uma perspectiva. É um estado de ser. Nos próximos capítulos, explicarei o que quero dizer com isso.

UMA CARTA DE AMOR SOLO

April, gerente de programas, Arkansas, Estados Unidos

Quando eu era uma menina, tive contato com algumas mulheres Solo. Eu as achava fascinantes, fortes e corajosas. Sonhava em ser uma mulher independente, com tempo e liberdade.

Na faculdade, me apaixonei e logo fomos morar juntos. Acabei me casando com um homem que se revelou um péssimo ser humano. Afastar-me dele exigiu esforço, planejamento, paciência e perseverança. Também exigiu força e coragem. Usei as qualidades que desenvolvi ao me tornar uma mulher... as qualidades que eu tanto admirava naquelas mulheres Solo que passaram pela minha vida na infância.

Assim que me vi em segurança longe dele, dei início à minha nova vida independente. Logo comecei a namorar, o que foi terrível, pois a expectativa e a pressão eram para encontrar o "próximo marido". Não gosto nem de pensar sobre aquela fase da minha vida. Depois de alguns meses, excluí os aplicativos e me concentrei em aprender, crescer, me desenvolver e melhorar, sem dar ouvidos às pressões para namorar. Não foi fácil depois de uma vida inteira de pressões sociais me empurrando para encontrar "minha cara-metade" e os olhares de pena quando eu dizia às pessoas que era solteira e morava sozinha. Eu vivia em conflito.

Foi quando encontrei o movimento Solo.

Fiquei passada ao saber que há pessoas por aí que *também* gostam de ser solteiras. Fiquei pasma ao saber que eu não só posso ser feliz assim, como essa vida me dá oportunidades que a vida de casado não oferece. Mal acreditei quando descobri que há pesquisas reais que confirmam isso. Fiquei de queixo caído quando soube que posso conhecer e namorar pessoas só para me relacionar, sem a pressão e a expectativa de o relacionamento virar um compromisso de longo prazo. Inacreditável!

Mergulhei nesse mundo Solo que me validou completamente. Fui encorajada a viver essa vida com orgulho, sabendo que tinha oportunidades que meus amigos casados não tinham. Aprendendo a comer fora sozinha, sentindo-me orgulhosa e livre para fazer caminhadas sozinha e, finalmente, abraçando a oportunidade absolutamente incrível de viajar sozinha. Minha vida parece tão rica agora. Repleta de coisas que me fortalecem, me complementam, coisas que realmente fazem de mim uma mulher Solo corajosa, forte e incrível. Hoje estou muito mais equipada para lidar com o preconceito e tenho a confiança para responder com conhecimento, orgulho e amor pela vida que escolhi e por mim mesma.

Finalmente tenho a vida que sempre quis! A vida com a qual eu sonhava na infância. O movimento Solo fornece a base para uma vida de pura alegria.

UMA CARTA DE AMOR SOLO

Rachel, funcionária pública, Jeddah, Arábia Saudita

Para mim, ser Solo significa viver a vida que eu quero e que escolhi viver. Não vivo na expectativa de me casar. Vivo ativamente e com alegria uma vida interessante que me completa. Moro no exterior, viajo sozinha, crio grupos de amigos, amo profundamente a minha família, desenvolvo meus interesses e talentos e (assim espero) tenho uma vida fora de série. Muitas amigas casadas me dizem: "Vivo indiretamente através de você".

Fui criada em uma família muito religiosa e conservadora. Boas meninas iam à faculdade para encontrar um marido e se casar. A obrigação da mulher é largar os estudos se o marido precisar dela ou se ela engravidar (o que "cumprirá sua vocação mais elevada e sagrada"). Nunca engoli esse discurso como forma gratificante de viver. Sempre dei muito valor às minhas esperanças, talentos e sonhos. Sempre me valorizei como pessoa, não como uma peça no jogo de outra pessoa. Decidi que queria um mestrado (feito) e um doutorado (ainda na lista de coisas a fazer) e que eu não desistiria só porque alguém acha que devo ter filhos. Mesmo assim, o discurso tem raízes profundas em mim e, com certeza, teve um efeito na minha psique. Sempre me senti um pouco inferior nos grupos da igreja e achava que, com o passar dos anos, eu tinha cada vez menos valor.

Continuei buscando atingir esses objetivos tradicionais na tentativa de eliminar esse complexo de inferioridade até que tive uma epifania: *não quero me casar.* Aquele momento revolucionou a minha vida. Eu não queria me casar. Eram eles que queriam que eu me casasse. O que eu queria era viver uma vida Solo fora de série! Queria ser independente, ter minha casa, viajar, ter uma carreira interessante e concretizar minhas paixões.

Fiz uma mudança radical na minha vida. Parei de tentar namorar. Parei de usar aplicativos de namoro. Mudei de emprego. Parei de sentir pena de mim mesma por ser solteira. Parei de deixar que os outros me rebaixassem ou sentissem pena de mim por eu ser solteira. Abandonei os encontros da igreja e de outros grupos que tentavam rebaixar meu estado civil. Comecei a dizer a verdade: que estou feliz, realizada e não tenho o mínimo interesse em entrar na escada rolante do relacionamento. Estou ocupada demais vivendo uma vida que eu adoro.

5

De solteiro a Solo

Os Solos quebram as regras em um mundo feito para dois.

Como vimos, o casamento costuma ser aceito como o maior marco de sucesso e realização pessoal. Contudo, a vida de solteiro pode ser igualmente enriquecedora.

Minha missão é apresentar ao maior número de pessoas o conceito de Solo – uma reinvenção que independe do estado civil. A mudança para a abordagem Solo permitirá que você encare a sua vida não convencional com confiança.

Os Solos não pensam em termos de "mais cedo ou mais tarde". O que os diferencia é a maneira como veem a si mesmos, como se sentem em relação a si mesmos e como se concentram no processo, não nos resultados.

- Um Solo é uma pessoa completa.
- Um Solo busca autossuficiência sem deixar de se conectar à comunidade.
- Um Solo questiona as ficções nas quais as regras se baseiam, vendo além das convenções para planejar a própria vida.

Você está pronto para embarcar nessa transformação? Então vamos nos aprofundar nos três pilares do sucesso da vida Solo.

1. A transformação para uma pessoa completa

Não é fácil ser humano. Mesmo com os incríveis níveis de segurança e proteção que alcançamos, tanto em nível individual quanto da espécie, ameaças à nossa existência são parte inevitável da condição humana. Da inevitabilidade da morte à sensação de ser um mero grão de areia em um universo vasto e indiferente, as ameaças à nossa existência podem nos paralisar ou nos motivar. E, quanto mais inteligente você for, mais visíveis elas serão. Então, se você acorda no meio da noite sentindo uma angústia porque sua vida não faz sentido, parabéns!

Filósofos famosos, como Jean-Paul Sartre, Martin Heidegger e Friedrich Nietzsche, contemplaram o sentido da vida e como lidar com os desafios existenciais. Penso que as perspectivas de Albert Camus, o filósofo, escritor e jornalista francês, são especialmente relevantes para a transformação Solo. Os textos dele também são mais fáceis de ler.

Camus sugeriu abraçar uma vida autêntica como um ser único. Em *O Mito de Sísifo*, ele escreveu: "Ser você mesmo em um mundo que está sempre tentando fazer de você alguma outra pessoa é a maior conquista". Eu adoro essa citação.

Uma ameaça existencial ignorada pela maioria que acredita no mito da fusão de "dois em um" é a noção de *singularidade*. Você e somente você tem acesso irrestrito aos seus pensamentos, sentimentos e experiências. Por mais que você possa ter conexões com a família, amigos, comunidade, amantes ou até com uma alma gêmea (se você acredita em almas gêmeas), ninguém pode conhecê-lo tão bem quanto você mesmo.

Os Solos são completos – não a metade de um todo. Enfrentam a ameaça da solidão reconhecendo, aceitando e talvez até celebrando a própria singularidade. Viver solteiro não é liminar nem inferior. Viver uma vida Solo satisfatória requer uma mudança de perspectiva. Chegou a hora de reescrever sua história, redefinir sua identidade e, potencialmente, reinventar seu estilo de vida. Quem não gosta de uma boa reinvenção?

Pesquisas conduzidas pelo psicólogo social Tim Wilson ressaltam o poder das histórias pessoais na transformação da identidade de uma pessoa. Sua técnica de "edição de histórias" envolve rever as narrativas pessoais para reinterpretar as experiências e crescer. Por exemplo, uma pessoa que está sofrendo com uma decepção amorosa pode reformular a narrativa do "ninguém me ama, ninguém me quer" para transformá-la em "estou aprendendo uma lição que vai me ajudar nos meus próximos relacionamentos". Da mesma forma, uma pessoa sofrendo com a solteirice poderia reformular sua história nos seguintes termos: "Tenho muitos caminhos abertos para mim. Posso fazer o que eu quiser!".

Um método proposto por Wilson é a "escrita expressiva", como as Cartas de Amor Solo incluídas neste livro. Escrever nossas histórias pessoais facilita a autodescoberta, o crescimento pessoal e estimula a transformação. A escrita expressiva pode ajudar muito na transição de solteiro para Solo, ajudando a mudar narrativas, especialmente aquelas destinadas a domesticar você.

Vou te incentivar a ser vulnerável. Escreva sua história, repasse-a com o olhar de um Solo e reescreva-a. Volte depois de uns cinco dias ou uma semana e, com ponderação e responsabilidade, reinvente um pouco mais.

2. Autonomia

No decorrer da história da humanidade e em diversas culturas, a transição da infância para a idade adulta é marcada por vários ritos de passagem. Nas comunidades judaicas, as cerimônias de bar mitzvah e bat mitzvah são rituais de passagem nos quais meninos de 13 anos e meninas de 12 anos se tornam adultos. Aos 16 anos, meninos e meninas amish entram na *rumspringa*, um período liminar durante o qual eles podem explorar o mundo e optar por se tornar adultos comprometendo-se com o estilo de vida amish. Você pode achar que tudo isso não passa de uma grande bobagem, mas os meninos etíopes da tribo Hamar praticam saltar sobre touros. Em um ritual chamado *ukuli bula*, aqueles que conseguem correr e pular por cima de uma fileira de touros podem se tornar membros plenos da tribo e se casar.

É comum em muitas culturas reconhecer o casamento como um marco de entrada na idade adulta, seja simbolicamente executado ou explicitamente declarado. Considerando-se a tamanha variedade de marcos ao longo do tempo e nas diferentes culturas, além da diversidade de estilos de vida modernos, qual padrão deveria marcar a transição para a idade adulta? Atingir determinada idade? Saltar sobre touros? Subir ao altar?

Iris Schneider, cientista comportamental, uma Solo orgulhosa e convidada frequente no meu podcast, tem uma resposta simples, mas profunda, sobre o que faz de alguém um adulto: "A diferença entre um adulto e uma criança é que o adulto é um bom pai para si mesmo".

Os pais educam os filhos, ensinam a distinção entre o certo e o errado e cultivam habilidades sociais. Todavia, as responsabilidades mais cruciais dos pais são fornecer:

- *necessidades básicas*: comida, roupas e abrigo, garantindo o bem-estar físico da criança;
- *segurança*: criar um ambiente saudável e seguro;
- *suporte emocional*: amar a criança e estimular o crescimento.

Fracassar nessas responsabilidades é fracassar como pai.

Os Solos cultivam a autossuficiência. Se você puder suprir as próprias necessidades básicas, segurança e proteção e for capaz de reconfortar e amar a si mesmo, parabéns! Você é um adulto!

A família nuclear tradicional, com seus rigorosos papéis de gênero, potencial de isolamento e o sempre presente risco de divórcio, é um excelente estudo de caso para demonstrar o valor da autossuficiência em um relacionamento.

Ao longo de grande parte da história do casamento, a esposa não passou de um objeto de escambo, passada de um "pai" a outro, com o marido se responsabilizando por sustentá-la. É triste ver, mas, nos dias de hoje, o contrário também acontece muito. Já vi muitos maridos incapazes de viver sem a esposa. Sua esposa o alimenta, o veste, preenche sua agenda social e é sua única fonte de apoio emocional. Sem ela, ele não consegue lidar nem com as tarefas mais básicas. Mesmo sendo casado e talvez até tendo filhos, ele é uma criança pela definição Solo de idade adulta. Uma criança que terá muitos problemas se a esposa pedir o divórcio, ficar incapacitada ou morrer.

Quando o psicólogo Dan Kiley cunhou o termo "síndrome de Peter Pan" em 1983, introduziu também o termo "síndrome de Wendy" para descrever mulheres que agem como mães em relação ao parceiro. Humbelina Robles, pesquisadora da Universidade de Granada, afirma que Wendy desempenha um papel essencial na vida de Peter Pan. Ela cuida de tudo o que Peter Pan negligencia, o que permite que ele permaneça em seu estado infantil. Wendy toma todas as decisões e assume as responsabilidades de Peter Pan, justificando sua irresponsabilidade.

Como as instruções de segurança nos aviões: "Coloque sua máscara de oxigênio primeiro antes de ajudar os outros", a vida Solo prioriza o seu bem-estar para só depois cultivar conexões com as pessoas. A autossuficiência faz com que vínculos sociais estreitos sejam uma opção bem-vinda, não uma necessidade desesperada. Algo que agrega valor em vez de preencher um vazio. Ser um Solo independe do estado civil. Os Solos podem viver muito bem em parceria. Cultivar a autonomia pode reduzir o risco de codependência e contribuir para uma parceria interdependente mais estável, resiliente e gratificante. A autonomia em um relacionamento reduz a dependência, permitindo uma distribuição de responsabilidades mais equilibrada e equitativa. A carga sobre os parceiros é reduzida. Os parceiros querem um ao outro em vez de precisar um do outro. Além disso, em caso de divórcio, invalidez ou morte, o outro vai ser capaz de assumir as responsabilidades conforme necessário.

Mais adiante neste livro, mostrarei como estabelecer uma base de bem-estar para promover a autonomia e a independência. Enquanto isso, vamos continuar com a tarefa de escrever a sua história. Se você está pensando em fazer a transição para uma vida Solo, pergunte-se:

- Estou me dedicando a alcançar a minha segurança financeira?
- Estou cuidando da minha saúde física e mental?
- Estou cultivando uma rede de apoio fora das parcerias românticas?

3. Assumidamente não convencional

Camus exortava as pessoas a se rebelar contra a injustiça e os sistemas opressivos de poder. Em seu livro *O Homem Revoltado*, ele escreveu: "A única maneira de lidar com um mundo não livre é tornar-se tão absolutamente livre a ponto de sua própria existência ser um ato de rebelião". Mais uma citação memorável de Camus.

Os Solos sabem que o que é bom para a sociedade nem sempre é bom para o indivíduo. Por exemplo, a expectativa de que as pessoas se adaptem aos papéis tradicionais de gênero é restritiva. Quando os homens não têm permissão de ser vulneráveis, sua saúde mental é prejudicada. (Eu, particularmente, gosto de lavar a alma com uma boa sessão de choro.) Quando as mulheres são forçadas a priorizar os outros à sua própria carreira, suas oportunidades diminuem.

A domesticação humana, por meio de ficções arbitrárias e de lenta evolução, apresenta um caminho estreito demais para permitir uma vida boa. Na realidade, há muitas maneiras de ter uma vida fora de série. Algumas pessoas trabalham para viver. Outras vivem para trabalhar. Algumas pessoas louvam a Deus. Outras aproveitam o domingo para dormir até tarde. Alguns alunos conseguem ficar sentados em silêncio. O palhaço da turma diz: "Isso não é para mim".

Pensar de maneira não convencional permite que os Solos personalizem seus relacionamentos sem recorrer a normas inadequadas. Eles param e avaliam, em vez de simplesmente fazer o que todo mundo faz. Além de questionar as normas que regem os relacionamentos românticos, os Solos questionam "as regras" como um todo. Como diria Pablo Picasso: "Aprenda as regras como um profissional, para poder quebrá-las como um artista".

Do mesmo modo como os Solos não buscam um relacionamento para resolver todos os seus problemas, eles não se incomodam com valores e estilos de vida que podem divergir da cultura dominante. Por exemplo, como não conformistas, os Solos são mais propensos a ter atitudes anticonsumistas – talvez evitando a grande e dispendiosa cerimônia de casamento caso optem por se casar. Também podem renunciar a uma casa grande, como esperado pelas normas sociais, escolhendo espaços menores e minimalistas. Não se incomodam em desafiar os papéis de gênero; por exemplo, uma mulher pode optar por ser a provedora enquanto seu parceiro fica em casa cuidando dos filhos.

Se você quiser fazer a transformação de solteiro para Solo, é importante reconhecer as ficções arbitrárias e até inadequadas que permeiam a sociedade, para poder ignorá-las deliberadamente (e talvez com elegância). Seja honesto consigo mesmo sobre o que mais importa para você. Identifique seus valores, crenças e estilo de vida mais importantes, sem se importar com o que os outros podem pensar. Feito isso, pratique superar o pensamento dominante fazendo uma pausa, observando e decidindo se é melhor seguir a norma ou traçar o próprio caminho.

De Pete a Peter

Minha evolução como um Solo ocorreu em três etapas – e precisei mudar de nome para consolidá-la.

Minha transformação para uma pessoa completa ocorreu quase aos 40 anos, depois que meu relacionamento com a fashionista não deu certo. Tive que sofrer muito para reconhecer que eu era uma pessoa completa e única. Sem igual. Singular.

Eu já tinha desenvolvido minha autossuficiência e minha capacidade de cuidar de mim mesmo (ser meu próprio pai) muito antes. Minha mãe tinha dois filhos pequenos, ainda no ensino fundamental, quando se divorciou de meu pai. Com a guarda total e pouco dinheiro, ela nos alimentou com pasta de amendoim e leite em pó do governo,[1] além de comprar tudo em promoção. (A pasta de amendoim do governo tem exatamente esse sabor que você está imaginando.) Aos 13 anos, comecei a trabalhar como estoquista na mercearia do bairro para poder pagar pelo meu uniforme escolar. Aprendi a não misturar roupas brancas com coloridas na máquina de lavar e a manter minhas cuecas bem branquinhas.

Saí de casa aos 18 anos e paguei pelos meus próprios estudos na Universidade Rutgers (não era tão difícil naquela época). Amando a liberdade, a diversão e o estímulo intelectual da vida universitária, curti aqueles quatro anos ao máximo. Com a formatura se aproximando, considerei as minhas perspectivas. Eu poderia conseguir um emprego de classe média, conhecer uma garota no subúrbio, ter filhos no subúrbio, comprar uma casa no subúrbio e passar as férias com a família na praia.

Em vez disso, decidi morar no sul da Califórnia para trabalhar na Universidade da Califórnia em Santa Barbara, depois me mudei para Ohio para fazer pós-graduação na Universidade Estadual de Ohio, voltei para Jersey para fazer um pós-doutorado na Universidade de Princeton e me estabeleci na casa onde moro hoje, no sopé das Montanhas Rochosas (entra música country). Pelo caminho, consegui viajar pelo mundo, do Peru à Polônia e à Palestina, dando palestras para empresas e lecionando em universidades do mundo todo. Só pude fazer tudo isso abrindo mão de ter uma família, poupando muito e aceitando oportunidades mais divertidas e menos cansativas do que trocar fraldas no meio da noite.

1. Nota da Tradutora: O governo federal dos Estados Unidos tinha um programa para distribuir excedentes de alimentos (como pasta de amendoim e leite em pó) para combater a fome da população.

Tenho orgulho de ser um bom pai para mim mesmo. Sei cozinhar minhas próprias refeições, manter a casa arrumada (talvez arrumada demais), ter planos ambiciosos para me aposentar cedo e cuidar da saúde (dia desses, para fazer um exame de câncer de cólon, fiz cocô em uma caixa e a enviei para um laboratório). Como muitos Solos, tenho uma grande variedade de bons amigos e vínculos profissionais com pessoas de 21 a 77 anos.

Minha independência e autossuficiência evitaram a codependência nos meus relacionamentos. A mãe não tão meiga de uma ex-namorada incrivelmente meiga disse a ela: "Ele não precisa de você". Observe que o comentário não foi um elogio.

O último passo da minha transformação para um Solo, abraçando o não convencional, só ocorreu depois dos 50.

Passei a vida inteira sendo chamado de Pete por parentes, amigos, professores, alunos, chefes, colegas e orientadores. O pequeno "Pete" aprendeu a seguir as regras. Essa atitude me manteve nas boas graças de minha mãe, mas sempre me ressenti da natureza aleatória das regras e de sua aplicação. Quando entrei na idade adulta, continuei do mesmo jeito. Pete continuou fazendo tudo certo, como um bom menino, e foi recompensado por isso. Eu via a vida, especialmente a minha vida acadêmica, como uma viagem de trem com paradas – marcos e conquistas – pelo caminho. Trabalhando incansavelmente para não ser expulso do trem, Pete seguiu as regras para ter uma vida tradicional e bem-sucedida: obteve vários diplomas, trabalhou muitas horas no laboratório e comprou uma casa.

Feito. Feito. Feito.

Para deixar de ser o menino bonzinho, "Pete" precisou de terapia, longas conversas com amigos, horas escrevendo no diário, centenas de episódios de podcast e viagens Solo de psilocibina no deserto de Joshua Tree na Califórnia. Conversar sobre os meus problemas me ajudou a processá-los e a me sentir menos sozinho. Escrever no diário me ajudou a acompanhar meu progresso e a identificar padrões no meu comportamento. Os cogumelos foram a liga para tudo.

A etapa final da minha transformação Solo aconteceu quando fiz a mudança simbólica para me tornar "Peter". Além da transformação psicológica e emocional, também passei por uma transformação física – meio que uma repaginada no visual –, incluindo deixar a barba crescer e passar a usar um chapéu de caubói.

Levei quase cinco décadas para fazer a transição de Pete para Peter. Passei a acreditar que não há nada de errado em querer uma vida fora de série e não convencional. Comecei a ver a vida como uma jornada na qual cabia a mim escolher os portos que eu queria visitar. E, agora, estou aqui para guiar você em seu processo de transformação para um Solo.

Os Solos não são mártires. Como meu sábio amigo Jeff Leitner gosta de me lembrar: "Você pode seguir as regras e ser feliz ou quebrar as regras e ser feliz. Você só não pode quebrar as regras e ficar infeliz quando for punido". Jeff tem toda a razão. Lembre-se o tempo todo: "Fui eu que escolhi isso".

A boa notícia é que você não vai receber tantas punições por quebrar as regras quanto pode estar imaginando. Existe um fenômeno psicológico chamado *efeito holofote*. As pessoas pensam que estão sendo muito mais notadas do que realmente estão. Na verdade, todos estão preocupados com o que os outros pensam deles e, portanto, estão distraídos demais para se preocupar com o que os outros estão fazendo.

Em 2000, pesquisadores da Universidade Cornell pediram a estudantes universitários que usassem uma camiseta com uma foto enorme e nada lisonjeira do cantor Barry Manilow. Minha avó adora o Manilow, mas os jovens ficaram mais do que envergonhados de usar a camiseta. Um a um, os participantes do estudo usando a camiseta constrangedora juntaram-se a um grupo de colegas. Depois, os pesquisadores pediram aos participantes que estimassem quantos colegas haviam notado a foto da camiseta. Em média, os participantes estimaram que cerca de duas vezes mais pessoas haviam notado a camiseta do que o número de pessoas que realmente notaram.

Além disso, quando as pessoas impõem normas sociais, tendem a fazê-lo por meio da desaprovação: olhares tortos, sobrancelhas franzidas, talvez um comentário sarcástico. E tudo bem, eu garanto que você sobrevive. Você passou anos sendo treinado pelas redes sociais a ser julgado por desconhecidos que, na verdade, não dão a mínima para você.

Finalmente você pode ler isto e se perguntar: "O mundo vai ficar pior por causa disso? Estarei decepcionando meus pais? Meus amigos? Meu chefe? Peter, você está me transformando em um monstro?".

Tome cuidado para não cruzar os limites éticos, legais ou morais. Não prejudique ninguém. Obtenha consentimento quando for o caso. Lembre-se de que as pessoas que tentam fazer com que você se comporte da maneira que elas querem, e não da maneira que você deseja, estão colocando a felicidade delas antes da sua. Elas são adultas e podem lidar com a decepção. Elas foram bem treinadas, navegando pelas redes sociais e desaprovando tudo.

Acho difícil contornar ou quebrar as regras, mesmo sabendo que elas são arbitrárias e não me convêm. Mesmo com a mudança de nome, toda a terapia, as viagens de cogumelo e o novo look, aconteceu muito de eu tropeçar e regredir. Eu me reviro no meio da noite. Eu me estresso. Eu me preocupo com o que as pessoas pensam. Só que antes era mais frequente. Não desanime se os resultados não forem imediatos.

A solução é buscar a liberdade na sua própria mente.

Viktor Frankl foi um psiquiatra austríaco e autor de *Em Busca de Sentido*, um dos livros mais importantes já escritos. Frankl foi um sobrevivente do Holocausto e explorou maneiras de encontrar a liberdade mental na circunstância mais opressiva e trágica: como prisioneiro em um campo de concentração nazista. Foi enviado primeiro para Theresienstadt, uma estação intermediária controlada pelos nazistas, e depois para Auschwitz.

Frankl afirma que a capacidade de escolher qual atitude tomar em qualquer situação é a maior liberdade que um ser humano pode ter. Não importa quais sejam as circunstâncias objetivas, é importante e possível libertar-se internamente. Ele escreve: "Entre o estímulo e a resposta há um espaço. Nesse espaço está nosso poder de escolher nossa resposta. Em nossa resposta estão nosso crescimento e nossa liberdade".

A vida Solo tem mais a ver com um modo de pensar do que com o estado civil. Você pode traçar sua própria jornada e se divertir desafiando as convenções. Com ou sem parceiro. Seja assumidamente quem você é. Seja um bom pai ou mãe para si mesmo. Celebre o que você tem de único. Ao fazer isso, você deixará de ser definido pelo seu estado civil.

Você será um Solo.

UMA CARTA DE AMOR SOLO

Jessalyn, consultora de estratégia de negócios, migrante serial provavelmente em algum lugar na Itália

Cresci na época das princesas da Disney, o que me levou a passar da adolescência até os 30 anos em busca do meu "príncipe encantado", que satisfaria todas as minhas necessidades até que a morte nos separasse. Fracasso após fracasso, comecei a me perguntar quando seria a minha vez. Quando finalmente conheci minha "alma gêmea" aos trinta e poucos anos, embarcamos na escada rolante do relacionamento e deixamos que ela nos levasse ao longo do roteiro escrito pela sociedade para uma relação heterossexual monogâmica. Então, em 2017, mesmo tendo tudo o que a sociedade me ensinou que eu deveria querer e merecer, percebi que esse modelo não se encaixava em quem eu realmente sou. Passei a viver uma vida Solo. Eu e meu parceiro nos separamos, mas conseguimos preservar nossa amizade e nosso amor.

Para mim, viver Solo é morar sozinha com meus dois gatos e meu perfil nos aplicativos de namoro diz: "Nem a sua futura namorada, nem a sua futura esposa". Eu viajo pelo mundo, crio soluções inovadoras para problemas da sociedade, tomo sorvete no café da manhã quando me dá na telha, nunca entro em discussões sobre dinheiro com meus dois gatos e passo meu tempo construindo novos relacionamentos e cultivando os que já tenho.

Nunca sou questionada sobre minhas decisões, a menos que seja por desconhecidos sugerindo que, de repente, ainda não conheci a pessoa certa. Tive a grande sorte de ter amigos e parentes que me apoiaram nesta jornada. Descobri que, desde o início da minha jornada Solo, meus amigos tendem a expressar seu apreço por mim de um jeito muito mais aberto, preciso e detalhado do que antes. Meus amigos assumem, sem qualquer hesitação e com muito amor, uma maior importância na minha vida porque sabem que eu não conto com alguma "pessoa padrão" caso eles não possam me ajudar quando eu precisar.

Um dos momentos mais profundos da minha jornada Solo foi abraçar a ideia de viver uma vida fora de série. Dei esse passo importante quando me mudei dos Estados Unidos para a Europa em 2017 e uma lâmpada acendeu na minha cabeça: "Se encontrar meu príncipe encantado e viver feliz para sempre não é a razão da minha existência, qual é o meu propósito neste planeta?". Percebi que precisava redescobrir o sentido da vida na ausência daquela escada rolante. "Quero ser alguém que deu mais do que recebeu" é meu novo propósito, e a maneira como concretizo esse propósito evolui naturalmente com o tempo e as circunstâncias.

UMA CARTA DE AMOR SOLO

Alex, coordenadora curricular, Melbourne, Austrália

Minha jornada para me identificar como Solo veio de surpresa. Moro em Melbourne, na Austrália. Na pandemia, minha cidade teve o raro privilégio de ser uma das cidades com o lockdown mais rigoroso do mundo. Foi durante um dos muitos lockdowns que meu marido e meu melhor amigo por vinte e cinco anos disse as seguintes palavras: "Não aguento mais", saiu de casa e... foi morar com a namorada.

Hein? Como assim? O que aconteceu? Eu fiz tudo certinho. Fui uma boa esposa e uma boa mãe... Galguei por todos os degraus da escada rolante...

Fiquei arrasada, mas descobri que, na verdade, ele me fez um favor.

Nossa vida ia muito bem. Nós fazíamos o que tinha que ser feito. Vivíamos a vida. Estávamos bem. Foi só quando ele foi embora que percebi que a vida poderia ser mais do que boa. A vida poderia ser fora de série.

Não estou dizendo que foi fácil chegar a este ponto. Sinceramente, passei uns bons doze meses largada no sofá, chorando e comendo chocolate. Foi como se a gravidade zero tivesse me tirado à força da escada rolante do relacionamento e subitamente eu me visse à deriva, flutuando sem amarras no espaço. Quem era eu fora do papel de esposa? O que fazer agora? E o futuro que eu tinha planejado? Foi quando uma colega solteira me disse: "Estou ouvindo este podcast... Acho que você pode gostar. O nome é *Solo*".

Caramba! Minha cabeça explodiu!!!! Que revelação!

O conceito de Solo transformou a minha vida.

Desde a introdução: o guia para os solteiros viverem uma vida fora de série. Uma vida fora de série. Quer saber? Gostei da ideia! Quer dizer que posso ser assumidamente descomprometida?! Posso fazer o que quiser, quando quiser? Sim, posso comer, dormir, ler, criar, sonhar, ir, voltar, pensar, ser e fazer o que quiser, quando quiser. Toda a minha visão de mundo virou de cabeça para baixo e, em vez de me sentir sem amarras no vácuo espacial, plantei meus pés com firmeza no chão. Na verdade, foi como se eu tivesse encontrado meu próprio corpo, meu verdadeiro eu, pela primeira vez.

Mal pude acreditar que eu não tinha pensado nisso antes. Eu não precisava me desculpar por ser solteira. Eu poderia comemorar, me alegrar! Pela primeira vez em *muito, muito tempo,* me senti livre para ser eu mesma.

Amigos bem-intencionados me dizem: "Calma, você vai encontrar alguém", e eu penso: "Eu, hein? Estou fora!".

Nunca me diverti tanto, estou vivendo a minha verdade e estou nas nuvens!

6

Talvez

Em um dia quente de verão, durante a minha expedição a Estocolmo ao estilo Indiana Jones, fui conhecer a Haymarket, uma praça efervescente no distrito de Norrmalm. Com o sol a pino, sentei-me em um charmoso café ao ar livre, onde conheci Hannah, uma igualmente charmosa especialista em gestão de mudanças de 31 anos que trabalha em uma empresa de ferramentas. Tomamos cappuccinos e conversamos sobre a vida dela na capital mundial dos solteiros.

A conversa entrou no tema de namoro e relacionamentos entre suecos na faixa dos trinta. Assim como os amigos dela, Hannah dedica grande parte do tempo e energia à carreira, saindo com os amigos, exercitando-se e viajando pela Europa e para o resto do mundo. Ela está namorando e suspeita que, mais cedo ou mais tarde, terá a própria família, mas se diz grata por não estar em um relacionamento comprometido. Na verdade, casar-se e constituir família não pareciam ser questões para ela.

Como muitos de seus compatriotas suecos, Hannah é uma "talvez".

Os solteiros do tipo "mais cedo ou mais tarde" estão esperando e torcendo – às vezes desesperadamente – para encontrar um parceiro de escada rolante. Os solteiros "talvez" são Solos dispostos a entrar na escada rolante, mas que se recusam a esperar por um parceiro para começar a viver. Eles não se sentem incompletos. Buscam resolver os próprios problemas e são abertos a muitos caminhos diferentes para levar uma vida fora de série. Mergulham de cabeça na exploração, curtem a flexibilidade e investem no crescimento pessoal enquanto namoram sem grandes expectativas.

O movimento Solo é um guarda-chuva amplo que engloba muitas coisas. Ao contrário da escada rolante, que só tem espaço para um tipo de casal em um tipo de relacionamento, a comunidade Solo abre espaço e incentiva todos os tipos de solteiros orgulhosos, incluindo os "talvez", os "sem chance" e os "jeito diferente" (falaremos sobre estes últimos mais adiante), refletindo a variedade e a diversidade da população mundial.

Os "talvez" são românticos esperançosos; levam a vida, namoram e vivem em parceria de maneira diferente dos "mais cedo ou mais tarde" porque um relacionamento é apenas um desejo entre muitos, não uma necessidade.

Os "talvez" vivem de um jeito diferente

Kristin Newman, escritora e produtora, seguia um ciclo típico de produções de Hollywood: passava meses a fio trabalhando feito uma louca em uma série e tirava as tão necessárias férias quando a produção da temporada terminava. Ela abre seu livro de memórias divertido e cheio de insights, *What I Was Doing While You Were Breeding* (algo como "O que eu estava fazendo enquanto vocês se reproduziam"), com uma confissão interessante: "Nos Estados Unidos, eu sou uma boa menina".

Kristin apresenta ao leitor seu alter-ego aventureiro, a "Kristin Adjacente", e descreve sua jornada de aventuras dos 20 aos 40 anos, na qual ela abraçou a liberdade enquanto viajava para o exterior, em contraste com sua vida contida nos Estados Unidos. A narrativa de Kristin é um excelente exemplo do espírito aventureiro dos Solos do tipo "talvez".

Ela não ficou sentada esperando a vida acontecer – buscou ativamente uma vida plena e interessante. Incorporando a filosofia Solo, desafiou as normas convencionais, partindo em busca de experiências enriquecedoras e empolgantes que promovessem seu desenvolvimento pessoal. Abraçou a espontaneidade, abriu-se a novos relacionamentos e levou uma vida extraordinária. Assumindo a persona de seu alter-ego, cruzou o mundo, desde as praias ensolaradas do Brasil até as pitorescas cúpulas coloridas da Rússia contra uma paisagem nevada. Seu livro conta histórias de relacionamentos tocantes – e às vezes picantes – com locais e outros viajantes. Ela constatou: "Essa criatura Adjacente... ela é menos crítica, mais aberta, mais leve".

Com sua identidade Solo profundamente arraigada, Kristin acabou enveredando pelo caminho do casamento e da maternidade. Tendo vivido plenamente suas aventuras como solteira, ela transferiu seu entusiasmo para a maternidade. Refletindo sobre sua transição, ela revela: "Quando era solteira e sem filhos, eu achava os meus pais uns chatos de galocha. Mas aprendi que ter um filho é, de longe, a coisa mais interessante que já fiz. Não tem nada de chato. Só é chato ouvir os pais falarem sobre seus filhos".

Testemunhei minha amiga Megan florescer em uma "talvez" quando ela desistiu de querer desesperadamente entrar na escada rolante e decidiu não esperar mais. Conheci Megan, uma professora do ensino fundamental, na Orange Theory – um treinamento de condicionamento físico no qual os participantes alternam entre corridas na esteira, aparelhos de remo e exercícios HIIT (treino intervalado de alta intensidade). Ao observar Megan e a irmã dela sorrindo, rindo e dançando de uma estação à outra, me senti em um comercial de academia. Fui atraído pela energia e pelo sorriso eletrizante de Megan. Batemos papo entre as séries no remador e, à moda antiga, pedi o celular dela. Namoramos brevemente e ficamos amigos (sem benefícios). Foi ela que quis. Não eu.

Inteligente, vivaz, estável e com valores tradicionais, Megan é uma mulher especial. Suspeitei que ela acabaria entrando na escada rolante e, como solteira "mais cedo ou mais tarde", ela também suspeitava. Com o tempo, porém, ela começou a questionar as convenções. Tirou uma licença sabática do emprego para dar aulas em Copenhague (outro paraíso para solteiros) e partiu em aventuras pela Europa. Retomamos o contato em uma excursão de Solos que organizei em Barcelona.[1] Megan me contou que estava vendo a escada rolante como algo cada vez mais opcional na vida dela. No entanto, não me surpreendi quando ela ficou noiva, alguns anos depois. Suspeito que o marido dela esteja empolgadíssimo com a perspectiva de uma vida com essa pessoa incrível. Como prova de que ela definitivamente adotou o estilo de vida Solo, o casal foi morar junto e abriu mão da cerimônia de casamento tradicional.

Os "talvez" namoram de um jeito diferente

Sasha Cagen, de 25 anos, estava solteira e pronta para conhecer pessoas novas em uma festa de Réveillon no Brooklyn. Quando bateu a meia-noite, ela olhou ao redor em busca de alguém para beijar e não encontrou ninguém. Percebeu também que ninguém estava se beijando. Foi quando ela teve a epifania: "Eu não sou a única".

Um ano e setecentas palavras depois, ela lançou um movimento. Seu ensaio *The Quirkyalone: Celebrating Single Life* (algo como "Peculiares e sozinhas: celebrando a vida de solteira") ressoou em milhares de mulheres que desejam uma vida plena que pode *ou não* incluir um re-

1. Uma excursão Solo envolve um grupo seleto de solteiros (às vezes alguns casais) viajando juntos. Os participantes podem ficar em hotéis, dividir um Airbnb ou ficar no mesmo bairro. A viagem é marcada com muito tempo livre e uma ou duas atividades em grupo por dia – talvez uma visita a um museu ou um jantar. Assim, uma pessoa pode ir à academia (como eu), enquanto outra fica lendo em um café (eu também) e outra vai fazer compras (eu não).

lacionamento romântico. Ela me contou: "O movimento Quirkyalone é sobre não se satisfazer com um relacionamento que não parece certo para você".

As Quirkyalones não se contentam com pouco e respeitam quem realmente são.

Sasha encorajou as solteiras Quirkyalones a não ficar esperando a vida começar e aproveitar a solitude, cultivar amizades profundas, praticar o autocuidado, mergulhar em viagens e aventuras e expressar sua criatividade. As Quirkyalones buscam a realização e o crescimento pessoal enquanto valorizam sua independência. Elas não precisam criar raízes no amor nem na vida para serem felizes. Não se incomodam de ser solteiras, mas no fundo são grandes românticas.

Enquanto alguns solteiros do tipo "talvez" não se dispõem a subir ao altar, outros estão abandonando a busca pela perfeição. Para eles, o namoro deixou de ser uma seleção projetada para encontrar o melhor parceiro para se casar, um processo no qual um único "defeito" tem o poder de destruir um relacionamento.

Como ex-perfeccionista e viciado em metas, estou aprendendo a não permitir que o perfeito seja inimigo do bom. Conheço bem a busca implacável pela perfeição. As metas tiveram papel importante no meu sucesso. Com um foco que chega a ser absurdo, sou capaz de trabalhar incansavelmente, dia após dia, mês após mês, ano após ano, para realizar uma tarefa. Por isso, é muito comum eu estar ao mesmo tempo energizado e exausto. Hoje em dia, em vez de viver à sombra do amanhã, me vejo reavaliando essa abordagem, me afastando de uma obsessão pela busca da perfeição para me concentrar no processo.

Algumas pessoas classificariam Carrie Bradshaw, de *Sex and the City*, como uma solteira "mais cedo ou mais tarde" porque ela é muito orientada a um relacionamento romântico (afinal, ela escreve uma coluna sobre relacionamentos). Eu diria que ela se encaixa mais no tipo "talvez". Apesar do longo relacionamento com Mr. Big, Carrie também tem seus ficantes que ela sabe que não levarão ao casamento.

Ao contrário da amiga Charlotte, que termina a relação assim que percebe que ele não serve para casar, Carrie namora por diversão, empolgação ou pura pesquisa sociológica. Sua mente aberta (e escolhas de moda igualmente abertas) a levaram a viver várias experiências enriquecedoras (afinal, ela tem um prazo para entregar a coluna sobre relacionamento). Nas palavras de Carrie: "Namorar é como provar roupas. Você só sabe se vai ficar bom se experimentar".

A mente aberta, a satisfação com a vida e a autoconfiança dos "talvez" aumentam seu apelo aos olhos dos outros. Eles não estão conduzindo uma entrevista destinada a encontrar uma alma gêmea. Sabe o que mais desanima em um primeiro encontro? Ser entrevistado sobre a potencial adequação para um relacionamento comprometido. Os "talvez" veem os dates como uma oportunidade de autoconhecimento e crescimento, em vez de um meio para atingir um fim. Kinneret Lahad chama isso de "não espera".

Antes de adotar o estilo de vida Solo, eu ingenuamente acreditava que a pessoa certa "para me completar" seria do tipo extrovertido e casual – basicamente a minha clone em forma de mulher. Quando virei um Solo, abandonei essa abordagem de checklist e comecei a usar meus sentimentos para decidir se queria um segundo encontro. Comecei a me divertir mais nos dates e conheci todo tipo de mulheres maravilhosas que, muitas vezes, eram artísticas e introvertidas – com as quais saí em alguns poucos dates ou que se tornaram amigas com benefícios durante anos.

A abordagem do "talvez" pode causar estranheza para os "mais cedo ou mais tarde", que só definham em vez de florescer, a imagem do desespero. Os "talvez" estão ocupados demais vivendo uma vida fora de série para perder tempo se desesperando. Em vez de se envolver em atividades para aumentar seu apelo aos olhos dos outros, eles se concentram no autoaperfeiçoamento visando à realização pessoal. Por exemplo, não ficam em forma só para chamar a atenção das pessoas; exercitam-se porque faz bem para eles. O mesmo vale para o estilo pessoal. Em vez de se vestir só para impressionar, os "talvez" escolhem roupas que os fazem sentir-se confiantes e satisfeitos na própria pele. Os "talvez" viajam por diversão e realização, não para exibir uma selfie em Machu Picchu em seu perfil nos aplicativos de namoro.

Ao ir aos dates de peito aberto, os "talvez" acabam sendo mais atraentes. Suas experiências ricas e diversificadas fazem deles parceiros mais interessantes e intrigantes, como Kristin Newman, que tem muitas histórias para contar e muita sabedoria para compartilhar. A autenticidade deles é revigorante porque não estão tentando se encaixar em um molde para agradar os outros. São espontâneos e naturais e se destacam em um cenário de namoro repleto de posers.

Ser um Solo é romântica e sexualmente expansivo.

Os "talvez" veem o casamento de um jeito diferente

Nem todos os solteiros são Solo – e nem todos os Solos são solteiros.

Os Solos não deixam de ser Solos quando entram na escada rolante. O desejo de independência promove a coordenação nas parcerias entre Solos. Se Solos do tipo "talvez" decidem morar juntos ou se casar, eles continuam sendo Solos – completos, autônomos e livres para serem quem são. Como a Oprah.

O pulo do gato dos "talvez" é que seu sucesso como solteiros tende a ser transferido para o relacionamento. Como eles adoram a independência, a coordenação pode ser uma questão recorrente em suas parcerias. Tenho uma amiga Solo que conheceu um homem quando estava solteira. Ele perguntou se ela tinha planos para a sexta-feira e ela disse que iria ao cinema sozinha. Ao que ele respondeu: "Posso me convidar para ir ao cinema sozinho com você?". Foi assim que começou. Hoje eles estão casados e têm um filho.

Muitos solteiros que conheço, talvez até a maioria, estão acostumados a serem deixados de lado quando um amigo se apaixona – até o amigo voltar, como se nada tivesse acontecido, quando o relacionamento termina. Chamo o fenômeno de "o desaparecimento do amigo e o bumerangue da separação".

Se você se horrorizou, pensando que jamais faria isso com um amigo, ótimo! Você já pode ser um Solo – ou, pelo menos, está no caminho certo.

Os "talvez" são amigos leais. A melhor amiga de Carrie Bradshaw em *Sex and the City* é Miranda, que também é uma "talvez". Miranda é uma advogada poderosa, muito bem-sucedida, que se formou em direito pela Harvard. Seu êxito profissional pode ser um obstáculo nos namoros porque muitos homens se intimidam. Entretanto, não importa como estiver a vida romântica das duas, elas sempre se mantêm próximas e em contato. *Sex and the City* não teria feito tanto sucesso se as personagens sumissem sempre que surgisse um interesse amoroso.

Parceiros Solos podem contornar as regras da escada rolante. Podem morar em casas separadas. Ou podem só gostar de ir ao cinema sozinhos. Ser um Solo pode fortalecer um relacionamento; ser completo, autossuficiente e não convencional tem um enorme apelo. Os Solos são parceiros mais atraentes. São mais confiantes. Não são "grudentos", carentes de atenção e carinho. Tendem a moldar a vida em vez de serem moldados por ela.

Os "talvez" também sabem como manter a relação apimentada.

Esther Perel, psicoterapeuta belga e especialista em relacionamentos, é mais conhecida pelo livro *Sexo no cativeiro: como manter a paixão nos relacionamentos.* Segundo ela, um risco de subir na escada rolante é o fim do sexo – ou, pelo menos, do bom sexo. É um paradoxo: a segurança e a previsibilidade, que mantêm as coisas estáveis, entram em conflito com a necessidade de novidade e excitação, que mantêm as coisas quentes.

Perel apresenta orientações sobre como não deixar o fogo apagar. Equilibrando conexão e autonomia, os parceiros mantêm a intimidade e o erotismo. Uma recomendação de Perel, manter a individualidade, é a marca registrada dos Solos. Os parceiros devem ter os próprios interesses, hobbies e objetivos, permitindo que cada um evolua de forma independente, o que mantém o relacionamento renovado e vivo. Ter um espaço pessoal e passar um tempo separados também pode criar um clima de saudade e expectativa, estimulando o desejo. Cultivar amizades e redes sociais distintas também pode beneficiar a vida dos parceiros, proporcionando novas perspectivas e experiências. Perel também sugere não ver o parceiro como o único confidente. Compartilhar todos os pensamentos e sentimentos pode corroer o fascínio que alimenta a paixão. Nas palavras dela: "Quando duas pessoas se tornam uma, dizemos que estão unidas, fundidas. Mas é no espaço entre elas que reside o erótico".

Você é um "talvez"?

Ao contemplar o estilo de vida do "talvez", você pode questionar sua própria necessidade de subir na escada rolante.

Pode até querer fazer uma autoavaliação completa. Observe as suas motivações, além das expectativas e normas sociais, para descobrir seus verdadeiros desejos. Reflita sobre a jornada de Megan: ela questionou os padrões e as normas, o que lhe abriu portas para novas oportunidades e crescimento.

Um aspecto fundamental da filosofia do "talvez" é o entusiasmo para abraçar a vida no momento presente. Chega de esperar a vida acontecer. Admiro muito a paixão e a energia de Kristin "Adjacente" Newman, independentemente de seu estado civil. Abra-se para perseguir seus interesses, satisfazer suas curiosidades. Sasha Cagan não escreveu um texto para impressionar os outros. Ela o fez porque tinha setecentas palavras dentro dela que precisava compartilhar com suas companheiras Quirkyalone.

Ao longo da sua jornada, priorize ativamente as amizades e os relacionamentos familiares. Considere abandonar seu checklist de namoro. Busque um equilíbrio delicado entre conexão e autonomia nos relacionamentos. Não se permitir perder a identidade individual alimenta a chama que mantém os relacionamentos fortes e saudáveis.

UMA CARTA DE AMOR SOLO

Kriss, educadora/coach/consultora, Portland, Oregon, Estados Unidos

Eu quis, tentei, realizei, floresci.

Passei boa parte da vida querendo ter um parceiro. Queria encontrar uma pessoa, a "minha" pessoa, "a" pessoa. Todo mundo esperava isso de mim. Cresci aprendendo que o auge do sucesso é casar e ter filhos.

Sou o tipo de pessoa que vai lá e faz. Eu resolvo problemas e foi o que tentei fazer quando achava que um "relacionamento" seria o meu destino. Estava convencida de que, assim que encontrasse "o" parceiro, chegaria a um estado de felicidade que jamais poderia atingir se ficasse solteira.

Nessa jornada alimentada pelo desespero, tentei de tudo. Postei anúncios nos classificados no início dos anos 1990. Sem fotos; simplesmente venha conhecer uma pessoa diferente em uma livraria. Cheguei a ir buscar um dos dates na casa dela! Sim, também saí com mulheres depois de uma vida inteira saindo com homens. Afinal, para que reduzir minhas opções pela metade? Fui a alguns eventos de speed dating, o que foi... interessante. Criei meu próprio grupo de encontros para solteiros para poder organizar os eventos. Cruzei o país, fui morar em Montana e trabalhei em uma equipe de manutenção de trilhas para caminhada, onde a maioria dos meus colegas eram homens. Usei todos os aplicativos e sites de namoro, procurando homens, mulheres, pansexuais, bissexuais, não binários e por aí vai. Li livros com títulos como "7 semanas para atrair o amor da sua vida" e segui todas as instruções à risca. Mentalizei, fiz um vision board com meus sonhos e objetivos, consultei tarólogos e médiuns que fizeram previsões que não deram em nada. Passei brevemente pelo universo da não monogamia ética e do poliamor, conheci pessoas muito interessantes e o sexo foi ótimo. Pelo caminho, tive um ou dois relacionamentos que achei que fossem dar certo. Mas não.

Quando meu último relacionamento terminou, decidi não esperar mais para ter a vida que eu queria. Percebi que deixei de desejar a escada rolante do relacionamento. Comecei a ver que o destino não era ter um relacionamento. Pensei: "Não é possível que não tenha um outro jeito de ser feliz". Comecei a pensar no que me faz feliz hoje, no que me fez feliz ontem e no que provavelmente me faria feliz amanhã. Comecei a notar todas as coisas que evocavam alegria. Foi quando a comunidade Solo entrou na minha vida e senti um alívio enorme e um profundo senso de pertencimento. Peguei-me concordando efusivamente enquanto ouvia outros pontos de vista que destoavam da narrativa a qual sugeria que uma vida feliz era necessariamente uma vida em casal. Senti-me empoderada e finalmente me senti menos sozinha, com um novo propósito: amar a mim mesma plenamente. Trabalhei ativamente para me transformar de solteira em Solo.

Até que finalmente pude curtir a jornada sem expectativas desesperadas. Pude ser eu mesma e encontrei uma infinidade de maneiras de preencher e enriquecer minha vida. Comecei a notar e a curtir a vida fora de série que eu já tinha. Continuei cultivando aquela vida fora de série e explorando uma infinidade de opções que incluem uma comunidade fabulosa, amizades profundas, viagens, solitude, criatividade, aprendizado, amigos com benefícios e benefícios sem amizade, amor e muito crescimento pessoal.

E agora? Posso voltar a ter um relacionamento? Pode ser. Posso escolher e trilhar pelo caminho que eu quiser. Pode acontecer ou não, mas nada me impede de ter uma vida fora de série, em um relacionamento ou não. Posso até encontrar relacionamentos românticos pelo caminho, mas eles não serão mais o destino e acontecerão porque eu quis, não porque a sociedade espera isso de mim. Essa é a verdadeira liberdade e é o que desejo para a minha vida.

UMA CARTA DE AMOR SOLO

Mary Delia, autora de *Enjoy Your Solo* ("Curta a sua vida Solo"), Fort Lauderdale, Flórida, Estados Unidos

Dos meus 20 aos 40 anos, mais ou menos, "encontrar alguém" foi uma tarefa à qual dediquei muito tempo e energia, sem muito sucesso. Tive empregos, aventuras, uma vida social ativa; eu tinha uma personalidade marcante e amigos de todos os tipos. Mesmo assim, nunca consegui um parceiro para subir comigo pela escada rolante do relacionamento. Na época, eu me sentia inferior por não ser escolhida. Eu não era muito boa nessa coisa toda de namoro e era muito insegura com a intimidade e com o sexo oposto.

Acabei sendo contratada como diretora de viagens de uma empresa especializada em excursões para solteiros chamada Singles Travel International. Eu levava clientes solteiros em excursões. Vi todo tipo de solteiros se divertindo de todas as maneiras possíveis. Viúvas que passaram a vida planejando ir a Veneza com o parceiro passeavam de gôndola com novos amigos.

Foi uma experiência incrível. Descobri o "cruisemance", um romance que dura o cruzeiro todo. Meus clientes solteiros e eu fizemos viagens incríveis sem nenhum casal à vista.

E se você tivesse apenas 365 dias até seu parceiro perfeito aparecer? O que você faria no seu último ano como solteiro? Vá fazer tudo aquilo que quiser e até o que você ainda não sabe que quer! Quando você pensa no *até que a morte nos separe* com alguém, do que você sentirá falta da vida de solteiro? Não fique esperando a vida acontecer! Nunca compare o melhor de estar casado com o pior de estar solteiro. Nunca compare nada sobre ser solteiro com uma versão idealizada de estar em um relacionamento. A energia que você gasta buscando ou se recuperando de um relacionamento amoroso é muito mais proveitosa se você a dedicar a construir sua vida Solo ideal. A vida Solo é pessoal e intransferível, construída por você e para você. Sempre há tempo para o amor... mas a temporada Solo da sua vida pode ser passageira!

7

Sem chance

O Solo é o punk rock dos estilos de vida. E eu sei quem é o vocalista.

Henry Rollins, o músico, ator, escritor, comediante e apresentador que transborda confiança e criatividade. No início da década de 1980, Rollins, aos 20 anos, deixou seu prosaico emprego de gerente da Häagen-Dazs e entrou no extraordinário e caótico mundo do punk rock, liderando a influente banda Black Flag. Uma força dinâmica, Rollins é um exemplo perfeito da mentalidade Solo de completude, independência e pensamento não convencional.

De cantor de punk rock a polímata, Rollins personifica a ideia de viver de acordo com os próprios termos. Apesar de sua intensa persona no palco, ele se descreve como um solitário que gosta de passar um tempo sozinho para recarregar as baterias e refletir. Rollins professa publicamente seu amor pela solitude, que ele credita como a fonte de tranquilidade e clareza em seu mundo tumultuado. Ele diz: "Sempre fui atraído pela ideia de ser sozinho. Sempre gostei da sensação de ser autossuficiente". Sua solitude lhe permite concentrar-se em seu trabalho criativo, livre de distrações e das pressões da interação social, inclusive romântica. Certa vez, ele disse a uma mulher que estava interessada em sair com ele: "Você pode até achar que quer ficar comigo. Mas você se engana. Sou muito consumido pelo que faço, e o que faço é tudo para mim. Não tenho tempo para mais nada".

Rollins não é uma pessoa caseira. Ele viaja sozinho para os lugares mais perigosos do mundo. Viajou pela Coreia do Norte em 2013. Visitou o Afeganistão diversas vezes, inclusive em períodos de intenso conflito e instabilidade. Tocou para as tropas dos Estados Unidos no Iraque e viajou muito pela África, incluindo países assolados por conflitos (Somália), crises humanitárias (Sudão do Sul) e guerras (República Democrática do Congo). Se estivesse na escada rolante, seria difícil para Rollins obter "aprovação" para ir a esses países.

Henry Rollins e outros Solos do tipo "sem chance" são a antítese dos "mais cedo ou mais tarde". Apesar das pressões sociais e dos supostos benefícios e status resultantes do casamento, eles encontram realização na vida de solteiro, muitas vezes preferindo essa condição a qualquer tipo de relacionamento romântico. Também compõem um grande grupo. Não consigo deixar de me surpreender com a estatística do Pew Research Center de que 50% dos adultos solteiros dos Estados Unidos não estão namorando casualmente nem buscando um relacionamento romântico comprometido.

Essa estatística leva a nos perguntar: por que tantos solteiros são assumidamente solteiros? Começa a fazer sentido quando paramos para pensar na vasta gama de razões, relacionadas ou não a um relacionamento romântico, que levam as pessoas a fazer uma pausa temporária ou permanente no namoro: concentrar-se no crescimento pessoal, focar a carreira, recuperar-se do fim de um relacionamento, curar-se emocionalmente, lidar com traumas passados, buscar oportunidades de estudo, engajar-se em ativismo social, viajar, fortalecer amizades e laços familiares, cuidar da mãe ou pai idoso, buscar segurança financeira, abrir um negócio, poupar dinheiro, explorar novos hobbies, mudar-se de cidade ou país, melhorar a saúde e o bem-estar ou abraçar a solitude, a autorreflexão e buscas espirituais.

Analisando os dados do Pew Research Center, os fatores mais comuns que levam as pessoas a optar por parar de namorar são de natureza positiva. Quase a metade dos entrevistados (47%) dizem que "têm prioridades mais importantes neste momento".

Basta perguntar a Susan B. Anthony (1820-1906), a sufragista, abolicionista e ativista dos direitos das mulheres. Anthony acreditava que as mulheres deveriam ter a liberdade de cultivar os próprios interesses e buscar atingir os próprios objetivos. Defendia também que o casamento não deveria ser o único caminho disponível para elas, afirmando: "Nunca cogitei abrir mão da minha vida de liberdade para me tornar a faxineira, cozinheira e cuidadora de um homem. Quando eu era jovem, se uma garota se casasse com um homem pobre, ela se tornaria uma governanta. Se ela se casasse com um homem rico, se tornaria um animal de estimação e uma boneca. Para mim, isso era inadmissível".

Reconhecendo as restrições que o casamento poderia impor às suas ambições, Anthony concentrou seus esforços no movimento da temperança, que defendia a proibição de bebidas alcoólicas, e depois no movimento abolicionista, que buscava acabar com a escravidão. Em 1851, ela se uniu à colega ativista Elizabeth Cady Stanton – que era casada e tinha sete filhos – para promover os direitos das mulheres, incluindo o direito de voto. As duas mulheres formaram uma parceria e uma colaboração que durou a vida toda. Anthony se destacava na oratória, enquanto Stanton era uma escritora formidável. "Eu forjava os raios e ela os disparava", brincou Stanton.

Anthony não se limitava a falar. Ela também agia. Em um ousado ato de desobediência civil, votou nas eleições presidenciais, o que na época era ilegal para as mulheres, e foi presa imediatamente em 1872. Recusou-se a pagar a multa de 100 dólares (equivalente a cerca de 2.500 dólares hoje). Infelizmente, Anthony não viveu para ver os frutos de seus esforços. Faleceu em 1906, quatorze anos antes da aprovação da Décima Nona Emenda à Constituição dos Estados Unidos, que deu às mulheres o direito de voto.

Como Susan B. Anthony, alguns Solos do tipo "sem chance" escolhem esse caminho "por enquanto" para atingir objetivos específicos, como se formar em medicina ou combater um vício.

Outros "sem chance" passam a vida inteira solteiros, sabendo que não têm interesse no casamento nem em qualquer união tradicional. A segunda resposta mais popular no levantamento do Pew Research Center foram os 44% que disseram que "simplesmente gostam de ser solteiros". Os solteiros mais jovens tendem a priorizar outros aspectos da vida, enquanto os mais velhos simplesmente curtem a solteirice. Essas pessoas estão vivendo o melhor da vida como solteiros.

Em seu livro *Single at Heart* (algo como "Solteiro de coração"), Bella DePaulo chama esse grupo de… você adivinhou: "solteiro de coração". Os solteiros de coração prezam pela independência, desfrutam da solitude, cultivam vínculos sociais e buscam a realização priorizando seu desenvolvimento e paixões pessoais ou profissionais. Não veem a vida como liminar nem como inferior. Bella escreve: "Quando os solteiros de coração tentam viver em casal, é comum sentirem que estão vivendo a vida de alguma outra pessoa ou que estão usando um sapato que simplesmente não cabe. Eles não têm medo de ficar sozinhos; abraçam sua solitude, sua liberdade e suas oportunidades de criar uma vida feita para eles e ninguém mais".

Se você se empolgou, gritando "Aleluia!", pode ser um solteiro de coração.

Se você se pergunta com ceticismo: "Será que não existe um jeito de ser feliz sozinho?", você não é o único a se sentir assim.

Para algumas pessoas, estar sozinho é sofrer de solidão. Por exemplo, a Câmara de Comércio dos Estados Unidos publicou uma lista intitulada "As cidades mais solitárias da América". Em vez de perguntar às pessoas quais são seus níveis de solidão, a Câmara de Comércio utilizou como o único critério a porcentagem da população adulta que mora sozinha (Washington ficou em primeiro lugar, com 48,2% de domicílios com uma pessoa só, de acordo com dados do Censo).

Muitas outras pesquisas corroboram as preocupações sobre a solidão. Evidências científicas convincentes revelam que a solidão pode ser psicológica, emocional e fisicamente prejudicial. A propensão das pessoas a sofrer com a solidão é uma forma da vigilância para a qual fomos programados. Durante a maior parte da história humana, ser deixado para trás foi uma sentença de morte. Para os caçadores-coletores, pertencer a um grupo era crucial para compartilhar recursos e proteção. Essa programação evolutiva e os resquícios culturais acabam contribuindo para a solidão. Hoje em dia, é mais fácil ficar em segurança, o que nos abre mais opções para escolher com quem socializar e por quanto tempo. Se estiver muito desesperado, nada o impede de participar de uma das muitas conferências sobre a solidão organizadas ao redor do mundo.

Há uma enorme diferença entre estar sozinho por vontade própria e estar sozinho em decorrência das circunstâncias, como demonstra o sofrimento do confinamento solitário. O melhor fator indicador da solidão não é estar sozinho, mas querer não estar sozinho. No caso, a experiência subjetiva faz mais diferença que a experiência objetiva. Uma pessoa sozinha não é necessariamente uma pessoa que sofre de solidão.

A solidão é um sentimento difícil para pessoas que desejam mas não conseguem se conectar social ou romanticamente. Os jovens e os idosos são os que correm o maior risco. Em geral, os jovens ainda estão descobrindo como construir e manter relacionamentos adultos, enquanto os idosos perderam relacionamentos significativos (por exemplo, amigos faleceram, os filhos saíram de casa). Cada vez mais pessoas passam mais tempo sozinhas, mas o maior risco está na perda de bons amigos. Uma pesquisa revela que não ter uma resposta para a pergunta "Para quem você ligaria no meio da noite se estivesse doente ou com medo?" está associado a problemas de saúde. Sinto muito pelas pobres pessoas que não conseguem responder a essa pergunta – uma tendência especialmente terrível para os homens nos Estados Unidos.

Muitos solteiros "sem chance" têm muitas pessoas para quem ligar no meio da noite. Uma descoberta que Bella DePaulo gosta de citar é que as pessoas solteiras têm mais amigos que as pessoas casadas – uma constatação replicada em vários estudos – e se aplica mesmo quando os solteiros e os casados são equiparados em termos de idade, sexo e outros fatores.

Eremitas

Uma das minhas "sem chance" favoritas é Risa Mickenberg, escritora, diretora criativa e performer de 55 anos que mora em Nova York. Antes, ela vivia com medo de ficar sozinha; queria, mais que tudo, casar e ter filhos. Hoje, Risa brinca: "Acho que eu queria me casar só para poder me divorciar".

Ela lançou a *Hermette Magazine*, uma revista de estilo de vida leve e humorística para os "reclusos por opção", que "só sai quando me apetece". A ideia é dar um toque de glamour à solidão voluntária das mulheres. Risa descreve uma Hermette, sempre com ironia:

> *Uma Hermette pode ser qualquer pessoa que seja uma individualista radical, uma iconoclasta e a capitã de seu próprio navio. Ela rejeita os construtos sociais tradicionais, escolhe a própria vida, curte passar um tempo sozinha e se energiza com a solitude. É uma pensadora independente e uma pessoa muito atraente. Tem um campo de força que a protege. Sua vida melhora imediatamente quando você conhece uma Hermette.*

Risa adora quando seus amigos cancelam planos, livrando os dois lados da obrigação de socializar. Ela brincou: "Eu meio que quero dizer a todo mundo que meu maior desejo é ser deixada em paz". As Hermettes escolheram um mascote que exemplifica bem seu estilo de vida. Com uma concha nas costas, o caranguejo-eremita leva consigo seu lar aonde quer que vá. Um santuário feito sob medida para um.

Enquanto os monges costumam ter uma vida comunal em uma comunidade religiosa, os eremitas optam por buscar o crescimento espiritual e a contemplação na solitude, muitas vezes em locais remotos.

Hoje em dia essas pessoas não são muito comuns, mas os eremitas continuam sendo um símbolo de devoção espiritual e independência em algumas partes do mundo. Ao longo da história, as pessoas buscaram a orientação prática e espiritual dos eremitas em períodos de convulsão política ou social. O estilo de vida eremita, definido pela autossuficiência e independência, foi romantizado e admirado em muitas culturas.

É interessante que, na Grã-Bretanha do século XVIII, era moda os ricos levarem eremitas para viver em suas propriedades. Proprietários de terras endinheirados construíam eremitérios e chegavam a oferecer alimentação, alojamento e uma bolsa para quem quisesse viver lá em solidão. Ter um eremita residente era visto como um acessório chique no jardim idílico. Os convidados muitas vezes procuravam a orientação espiritual do eremita. Se o vizinho tem, eu também preciso ter!

O termo eremita tende a ser mal-entendido. Os eremitas passam muito tempo sozinhos, mas, como outros "sem chance", não são misantropos.

Charles Brandt foi um desses eremitas. Ele foi profundamente inspirado por *Walden*, um livro de Henry David Thoreau que celebrava a simplicidade, a autossuficiência e a beleza da natureza. Brandt decidiu mudar-se para um canto remoto da Ilha de Vancouver, onde levou uma vida solitária, adotando os princípios de autossuficiência e sustentabilidade. "Sempre soube que era a minha vocação", conta ele.

Brandt não foi um eremita qualquer. Foi um padre eremita, membro de um pequeno grupo de oito padres ordenados juntos em 1966. Foi tão dedicado à sua solitude que preferiu morar a quilômetros de distância dos colegas eremitas, estabelecendo-se perto do rio Oyster, no fim de uma antiga estrada madeireira, que ele chamava de "estrada para lugar nenhum".

Pensador, escritor e uma alma altamente espiritualizada, Brandt valorizava sua solitude. Mesmo assim, permaneceu intimamente conectado à comunidade da Ilha de Vancouver, conduzindo retiros e sessões de meditação para a população. Ele disse: "Sou um eremita e os eremitas fazem parte da tradição da Igreja; não somos isolacionistas. Somos pessoas que escolheram ficar a sós com o Só, o grande mistério que rodeia a todos". A impressão mais duradoura que ele deixou foi como um "ativista contemplativo". Um grande defensor do meio ambiente, ele acreditava que cuidar do planeta era um dever sagrado. Por meio de cartas fervorosas em defesa ao meio ambiente, ele teve um papel importantíssimo em ações comunitárias que salvaram rios da poluição.[1]

Falecido em 2020 aos 97 anos, passou 53 anos como padre eremita na Ilha de Vancouver. O legado de Brandt sobrevive até hoje. Seu santuário de 27 acres foi transformado no Oyster River Hermitage, um parque público que oferece solitude aos visitantes que conseguem chegar até ele.

O estilo de vida dos "sem chance" pode causar estranheza a muitas pessoas, em especial aquelas que se dedicam à escada rolante. Contudo, pessoas como Charles Brandt, que escolhem o estilo de vida "sem chance", são vitais para a comunidade porque costumam ser pioneiras e contribuem para o mundo de maneiras que exigem um nível de empenho que as pessoas na escada rolante têm dificuldade de dedicar. Principalmente porque não há escadas rolantes no meio do mato.

Eu me pergunto quantas outras conquistas fora de série nas artes, na ciência, no entretenimento e na defesa dos direitos humanos foram possibilitadas pelos Solos.

---

1. Brandt fez uma pausa de uns dez anos em seu estilo de vida eremita para aprender encadernação e é internacionalmente reconhecido por seu trabalho de restauração de livros históricos e Bíblias antigas. Ele chegou a restaurar um volume da obra-prima de John James Audubon, *Birds of America* ("Aves da América"). O volume que ele restaurou é estimado em 12,5 milhões de dólares – imagino que a família dele se pergunta até hoje por que ele não o guardou.

Um estudo recente conduzido por ecologistas da Universidade de Princeton e publicado em *Trends in Ecology & Evolution* sugere que tanto os humanos "solitários" quanto os chamados lobos solitários têm papéis cruciais na sobrevivência coletiva e na estabilidade ecológica, podendo ajudar a humanidade a sobreviver no caso de um evento de extinção em massa. O estudo destaca como os indivíduos que preferem a solitude fazem grandes contribuições para a resiliência, a diversidade ecológica e a prevenção de doenças. Vejamos o exemplo dos lobos solitários literais: quando um lobo deixa a matilha na qual nasceu, tornando-se um lobo solitário – um comportamento exibido por cerca de 15% dos indivíduos da espécie –, ele desempenha um papel indispensável na dispersão da população. Esses lobos solitários percorrem grandes distâncias para descobrir novos territórios e parceiros, ajudando a estabelecer novas populações e unindo populações fragmentadas ao atuar como "pontes". Ao fazer isso, eles aumentam a diversidade genética, contribuindo para a saúde e a adaptabilidade da espécie. De maneira similar, os "lobos solitários" humanos, indivíduos que escolhem uma vida de solitude, desempenham papéis vitais na sociedade, como demonstram as contribuições de Brandt.

Para algumas pessoas, essa contribuição começa ao assumirem um compromisso consigo mesmas.

Em 1993, naquela que talvez tenha sido a primeira cerimônia de autocasamento, Linda Barker casou-se consigo mesma em uma capela na Califórnia, com a presença de sete damas de honra e setenta e cinco convidados. Usando um vestido branco, ela trocou votos e alianças consigo mesma. A celebração marcou uma nova fase de sua vida. A celebração do amor de Barker por si mesma chamou a atenção da mídia e colocou o autocasamento no mapa e na mente de milhares de pessoas que, a partir daí, também subiram sozinhas ao altar.[2]

---

2. Nota do Autor: Se você achou a ideia ridícula, o que isso diz sobre o casamento tradicional?

Também conhecido como "sologamia", o autocasamento está ganhando popularidade entre mulheres que procuram, ao mesmo tempo, afirmar sua independência e o compromisso consigo mesmas. Robbie Fincham, uma integrante da comunidade Solo, me contou sobre seu autocasamento:

> *Meu casamento comigo mesma foi um ato radical de amor próprio. A cerimônia me deu uma maneira de me comprometer em público a amar e honrar a mim mesma e a celebrar meu status como uma Solo. Foi bem emocionante quando eu disse os votos para mim mesma diante de um grande espelho, jurando ser a minha melhor amiga!*

Não é de surpreender que toda uma indústria de autocasamentos esteja surgindo ao redor do mundo. Por exemplo, a Marry Oneself Journey oferece um pacote de quatro dias em um resort de luxo na ilha particular de Cozumel, no Caribe, e vai muito além do tradicional "eu aceito". Os preços começam em 1.300 dólares por noite (mais impostos) para um quarto individual. O pacote inclui quatro noites de hospedagem, todas as refeições, atividades e a cerimônia de casamento.

Como parte de seu trabalho sobre a espera (e a não espera), Kinneret Lahad e seu coautor, Michal Kravel-Tovi, voltaram sua atenção para o autocasamento. Eles analisaram transcrições de pessoas que se casaram consigo mesmas explicando suas razões para fazer isso. Esperando constatar que o autocasamento é uma forma de resistência, ao estilo de Carrie Bradshaw, contra as pressões sociais para se casar, os investigadores se surpreenderam ao descobrir que muitas mulheres que praticam o autocasamento veem o ato como uma expressão de amor próprio e um compromisso vitalício com o autocuidado. Uma reinvenção. Lahad me disse: "Ficamos impressionados ao constatar que muitas das mulheres que articularam ou descreveram em detalhes suas motivações para o autocasamento o descrevem como uma manifestação de amor próprio, como um contrato firmado consigo mesmas para se amarem". Para algumas mulheres, o autocasamento serviu como uma declaração de "cansei de esperar".

O punk rock ensinou Rollins a energia bruta de abrir o próprio caminho, e ele, por sua vez, demonstra como viver de acordo com os próprios termos. E não podemos nos esquecer de Risa e suas Hermettes, que têm a liberdade de cancelar compromissos quando bem entenderem. Elas dançam a música que elas mesmas tocam.

Ignorados pela mídia, empresas, instituições religiosas e políticos, os "sem chance" representam uma forte tendência. Eu me identifico profundamente com esse estilo de vida e muitas vezes me pego navegando pelos mares dos "sem chance".

E você, caro leitor? Pode não ser um "sem chance" de carteirinha, mas existe algo de revigorante em uma vida livre das amarras do romance. A vida pode ser tão empolgante, cheia de propósito e sem fronteiras quanto você permitir. Eu garanto que é só questão de tempo para a sociedade começar a prestar atenção aos "sem chance".

UMA CARTA DE AMOR SOLO

Lucy, do podcast *Spinster Reimagined* e coach de mulheres, Londres, Reino Unido

Alguns anos atrás, em uma linda noite de verão, sentei-me na varanda do meu apartamento e tive o que só posso descrever como uma epifania. Vendo algumas mensagens do WhatsApp de algumas amigas mais próximas sobre seus maridos e filhos, percebi que, em vez de sentir que me faltava alguma coisa, ou que a minha vida era de alguma forma um fracasso ou inferior, na verdade o que senti foi alívio. Mais do que isso, foi uma sensação de empolgação e alegria por não ser casada nem ter filhos.

Apesar de ter tido uma série de namoros firmes (ou não tão firmes) na vida adulta, o que percebi – e talvez aceitei naquele momento – foi algo que eu já suspeitava há algum tempo: que eu era (para usar o termo de Bella DePaulo) uma solteira de coração. Já fazia alguns anos que uma vozinha falava na minha cabeça: "Você é mais feliz sozinha". E, quanto mais o tempo passa, mais me convenço de que sou uma daquelas pessoas que vive melhor sozinha. Além disso, preciso ficar sozinha para ser a melhor e mais atualizada versão de mim mesma. Foram só as expectativas arraigadas, persistentes e generalizadas da sociedade que me levaram a acreditar que eu precisava constituir um casal tradicional.

Mas a verdade da vida é esta: não encontramos a nossa felicidade em ninguém; a felicidade precisa vir de dentro. E, se pudermos encontrar forças para nadar contra a corrente das expectativas da sociedade, perceberemos que – mesmo se acabarmos em um relacionamento comprometido – nosso valor inerente será encontrado naquela pessoa que vemos no espelho.

Nem sempre é fácil ser Solo – como qualquer outro caminho que podemos escolher na vida. Entretanto, a vida Solo é igualmente merecedora do título de "caminho de vida válido, valioso e significativo". A vida Solo e a vida a dois envolvem – na mesma medida – altos e baixos, momentos bons e ruins, felicidade e tristeza, lágrimas e risos, escuridão e luz, confusão e clareza, confiança e medo, tranquilidade e caos. Levar uma vida Solo não implica aflição e tristeza, nem significa uma vida solitária. Da mesma forma como ser casado e ter filhos não significa felicidade, nem que a pessoa nunca vai sentir solidão.

Tudo o que posso dizer com certeza é que eu não trocaria a minha vida por nada. E, aos 47 anos, nunca estive mais feliz. Não me sinto inferior, não sinto que está faltando nada na minha vida e com certeza não me sinto um fracasso – embora isso dependa da sua definição de sucesso. Para mim, sucesso é viver bem e satisfeita com quem eu sou. Minha vida sozinha é mais significativa, cheia de propósito, intensa e empolgante do que em qualquer relacionamento.

UMA CARTA DE AMOR SOLO

Sarah, advogada, Londres, Reino Unido

Sempre me senti diferente dos outros – e não no bom sentido. Eu simplesmente não parecia me encaixar neste mundo feito para casais. Parece que a sociedade acredita que o único caminho para ser feliz para sempre é em casal e acho que é natural querer ir com o rebanho. No entanto, pode ser revolucionário parar de correr e se perguntar: "Mas será que isso é para mim?".

Sempre que me via em um relacionamento, sentia que estava me moldando para caber em um espaço que não se adequava a mim. Eu acabava desejando um tempo para ficar sozinha e ficava muito ciente do custo de oportunidade de um relacionamento. Eu passava pelo inferno dos aplicativos de namoro só para obter um status que não tinha nada a ver comigo.

Quando a pandemia fez com que namorar passasse a ser praticamente ilegal, foi liberador! Era o governo me mandando ficar em casa, deixar de pintar os cabelos e passar o dia de pijama sem depilar as pernas. Sair para dates estava fora de questão e senti um alívio enorme. Em vez de cuidar da minha aparência, comecei a me cuidar por dentro. Aprendi a ficar sozinha. Parei de beber – uma guinada de 180 graus para mim. Comecei a me exercitar, mudei de emprego e nunca mais pintei o cabelo.

Nunca estive mais à vontade e satisfeita comigo mesma. Sair do mercado do namoro liberou tempo para eu cultivar um número muito maior de relacionamentos, e criei uma rede de apoio e de amigos espetacular. Sou muito grata pela minha liberdade e independência. E hoje sei que, no fim das contas, não sou uma deslocada neste mundo. É exatamente o contrário: faço parte de uma nova onda.

Sou uma *solteira orgulhosa*. Quando minhas amigas insistem para eu encontrar um namorado, eu digo: "Não, obrigada. Estou bem assim!".

8

Jeito diferente

Por eu ser um podcaster e palestrante que celebra a solteirice e apoia a busca por relacionamentos não convencionais, as pessoas se abrem comigo de maneiras inesperadas:

- Um comediante me disse que só sai com mães solo. Ele quer ser a terceira coisa mais importante da vida delas, depois dos filhos e do trabalho.
- Uma especialista em política, de seus trinta e poucos anos, disse que gosta de sair com casais. Na época, estava saindo com os dois juntos ou com um ou outro individualmente.
- Uma mãe grávida e poliamorosa anunciou que estava em busca de sexo casual e consensual, sem compromisso.

Por isso não me surpreendi quando conheci Josh Gray-Emmer em um café no centro de Los Angeles (Downtown Los Angeles, ou DTLA) e ele disse, com a indiferença de quem comenta sobre o clima: "Eu saio em dates com meus amigos e transo com desconhecidos".

DTLA Josh, como eu o chamo, tem um profundo compromisso com suas amizades. Ele organiza o DTLA Dinner Club, um evento semanal no qual trinta pessoas se reúnem em sua casa para um jantar grátis preparado por chefs famosos. A refeição oferece uma oportunidade para pessoas diferentes conhecerem seus amigos. Anfitrião por excelência, ele também reúne amigos semanalmente para um brunch de sábado e um happy hour de sexta com os brothers. ("Brother" é um estado de espírito, já que as mulheres são bem-vindas.)

A vida amorosa de DTLA Josh, de 45 anos, por outro lado, é composta de desconhecidos. Literalmente. A descrição resumida de seu método é a seguinte: "Eu abro o Grindr no meu celular. As notificações começam a chegar. Escolho uma pessoa. Marcamos um encontro. Transamos. E cada um segue seu caminho". Josh não mede as palavras nem mistura os mundos. Os desconhecidos com quem ele transa não são convidados para os brunchs de domingo.

DTLA Josh é um Solo do tipo "jeito diferente". E se orgulha disso.

Os "sem chance" são solteiros por opção. Alguns "talvez" e alguns "mais cedo ou mais tarde" são solteiros por circunstância. Podem não ter um parceiro no momento, mas estão em busca de um companheiro de escada rolante.

Há um grupo esquecido – os solteiros por incompatibilidade – que levei anos para identificar, talvez porque eu mesmo faço parte desse grupo. A pessoa tem dates e ficantes, mas não consegue encontrar um bom par porque os ficantes só querem subir na escada rolante (afinal, a maioria das pessoas quer isso). Além disso, se um solteiro por incompatibilidade decidir formar um casal, o relacionamento tende a ser tumultuado devido ao atrito causado pelas diferentes ambições dos dois. Depois de tantas dificuldades, esses solteiros por incompatibilidade muitas vezes acabam concluindo que há algo errado com eles por não conseguirem fazer a escada rolante do relacionamento "dar certo".

Crescemos aprendendo que um relacionamento de escada rolante é o ideal. Essa suposição tende a levar as pessoas a desvalorizar outros relacionamentos importantes, como amigos ou parentes, e pode pressioná-las a buscar e priorizar um relacionamento romântico.

Família, amigos e terapeutas mais ajudam do que atrapalham, incentivando esses solteiros por incompatibilidade a "melhorar" no uso da escada rolante. Você não é mais criança. Precisa crescer. Tem que se esforçar mais!

Um desses solteiros é o comediante Frank, um sujeito fantástico que volta e meia está namorando. Frank tem uma vida fora de série, mas é sempre uma questão de tempo para sua namorada atual ficar insatisfeita quando as coisas não evoluem "como deveriam". Frank "trabalha demais". Ele a "deixa de lado". Nenhuma dessas afirmações é falsa. Frank é "casado com a comédia".

Os dois fazem terapia de casal, em que a namorada e o terapeuta se unem para convencê-lo de que a escada rolante é o único e o melhor caminho para a felicidade. Você não é mais criança. Precisa crescer. Tem que se esforçar mais!

Sei bem como é.

Por que Frank não consegue fazer um relacionamento dar certo com essas mulheres maravilhosas? A maioria dos solteiros por incompatibilidade presume que há algo errado com eles. Frank é o primeiro a admitir seus defeitos – tanto que faz piadas sobre eles no palco. Não é esse o problema. Ele curte namorar e não tem nada contra o romance, mas tem outras prioridades que o impossibilitam de ir até o fim na escada rolante do relacionamento. Enquanto tentávamos namorar o tipo errado de pessoa, nós dois tivemos a epifania: "Não tem nada de errado comigo. O problema está na escada rolante".

Frank não é o único a pensar assim. Muitas pessoas querem uma vida diferente. Pode ser um pouco diferente. Pode ser radicalmente diferente. Essas pessoas:

- querem amizades coloridas;
- querem muitos amigos e alguns "coloridos";
- não querem morar com o parceiro;
- querem vários parceiros românticos ou sexuais;

- querem uma parceria platônica;
- querem ternura, carinho e companheirismo, mas não sexo (por exemplo, um "parceiro de conchinha");
- querem se encontrar só uma vez por semana, sem precisar se falar todo dia;
- não têm interesse em sexo ou romance ou ambos;
- querem alguém para ajudar a cuidar dos filhos, mas não um parceiro romântico;
- querem ir a casas de swing com um ou mais parceiros ou sozinho.

Ou qualquer outro relacionamento não convencional dentro dos limites da lei.

Estamos falando dos Solos do "jeito diferente", pessoas que querem relacionamentos, talvez românticos e/ou íntimos, sem necessariamente aderir ao modelo da escada rolante do relacionamento.

A solução do "jeito diferente" não se encaixa no modelo da escada rolante e busca relacionamentos não convencionais que se alinhem a seus desejos. Esses Solos contornam ou quebram as regras da escada rolante para criar relacionamentos adequados a eles.

Vamos repassar rapidamente as regras da escada rolante:

- **Hierarquia:** o relacionamento da escada rolante deve ser o relacionamento adulto mais importante da vida do casal. O parceiro normalmente tem um grande "poder de veto".
- **Fusão:** os casais na escada rolante fundem as vidas ao compartilhar a moradia, as finanças e até a identidade.
- **Monogamia sexual e romântica consistente:** o relacionamento é exclusivo e, uma vez começado, nunca termina. O casal não pode ter relacionamentos íntimos ou românticos com outras pessoas.

A amatonormatividade, a expectativa da sociedade de que todos sigam as regras da escada rolante, se reflete nos aplicativos de namoro típicos, cheios de solteiros que desejam a progressão tradicional por vínculos cada vez mais fortes: namorar, morar juntos, casar-se e constituir família. Eles não hesitam em rejeitar ou até menosprezar as pessoas que preferem um relacionamento que flexibilize ou até elimine as regras da escada rolante:

- "Não tenho interesse em ficantes nem peguetes."
- "Deslize para a esquerda se você for da turma do NME![1]"
- "Poliamoroso? Cai fora!"[2]

Às vezes eu sou um "sem chance" e às vezes sou um orgulhoso "jeito diferente". Tem sido incrível aprender sobre toda a gama de estilos de vida alternativos que as pessoas estão buscando. Tenho um milhão de problemas, mas a escada rolante não é um deles.

Se não for a escada rolante, vai ser o quê?

Só para lembrar os solteiros por incompatibilidade que são menosprezados por parentes, amigos e desconhecidos nos aplicativos de namoro: as regras da escada rolante são *inventadas*. Elas nem sempre existiram e não são necessariamente inerentes à natureza humana. Podem ter raízes profundas no nosso processo de domesticação atual, mas nada impede as pessoas de ajustar as regras.

Escolhi a solitude a morar com alguém, tendo passado toda a minha vida adulta morando sozinho, tirando quatro anos na faculdade e na pós-graduação. Meu processo de sair da escada rolante do rela-

1. Nota da Tradutora: Não monogamia ética.
2. Nota do Autor: Para ilustrar a superioridade moral associada à escada rolante, imagine as reações se alguém colocasse em seu perfil: "Deslize para a esquerda se você for da turma da monogamia!" ou "Quer se casar? Cai fora!".

cionamento teve início quando decidi que queria morar sozinho, o que causou o término de dois relacionamentos importantes na minha vida. Morar junto – por mais incríveis que sejam a pessoa e o relacionamento – é impensável para mim. Quando uma namorada de longa data ficou sabendo disso tarde demais, ela ficou arrasada. Hoje em dia, faço questão de revelar essa minha preferência desde o começo sempre que tenho um novo interesse amoroso. Minhas ficantes gostam da sinceridade. Algumas mulheres me cumprimentaram com um "high five" do outro lado da mesa, outras quiseram saber mais sobre meus desejos e outras terminaram o encontro na hora: "A conta, por favor!"

Saber que cada vez mais pessoas estão rejeitando a amatonormatividade me dá esperanças de que até seria possível encontrar alguém para namorar que aceitaria bem meu estilo de vida e me encorajaria a questionar outras normas sociais que não me servem mais.

Meu caminho para a filosofia do "jeito diferente" se baseou em um amigo que vi avançar aos trancos e barrancos em seu caminho para a vida Solo. Quando conheci Fernando, mais de dez anos atrás, ele tinha acabado de passar de uma sucessão de ficantes para tentar viver como um solteiro "mais cedo ou mais tarde".

Fernando se dispõe a subir pela escada rolante – mas só até certo ponto. Ele brincou: "Se eu fosse um cavalo, você até poderia montar em mim, mas eu não recomendaria apostar em mim". Monogâmico em série, seu padrão incluía passar alguns anos morando com uma namorada antes de começar a se sentir preso e querer trair a parceira.

Fernando ficou tão frustrado por não conseguir fazer a escada rolante funcionar que acabou desistindo e se tornou um lobo solitário. "Condenado a ser um solitário", ele tentou a vida "sem chance", mas sentia falta de conexões emocionais, físicas e sexuais. Ele teve uma revelação quando descobriu todo um mundo de alternativas em um aplicativo de namoro voltado a pessoas do "jeito diferente". Fernando queria ter uma parceira romântica principal, mas também queria se envolver em brincadeiras e explorações sexuais ocasionais.

Dan Savage, colunista de orientação sexual e sempre provocativo, classifica a preferência de Fernando como "monogamish" (algo como "monogâmico, *pero no mucho*").

Fernando se considera "90% monogâmico".

Ele foi morar em Berlim (talvez a capital mundial do "jeito diferente") e, enquanto se adaptava ao novo estilo de vida, conheceu uma mulher que pensava do mesmo jeito. Ao conversar sobre o desejo dos dois de ter Sprofundas conexões emocionais sem abrir mão de flertes lúdicos, ela comentou: "O que nos impede de ter tudo?". Eles começaram a namorar, foram morar juntos e, às vezes, iam a casas de swing ou davam festas e chamavam um convidado especial para o quarto.

Fernando resume sua progressão nos seguintes termos: da tese ("mais cedo ou mais tarde") passando pela antítese ("sem chance") até a síntese ("jeito diferente").

Não monogamia: um estudo de caso

No documentário *A Marcha dos Pinguins*, de 2005, pinguins-imperadores são retratados como monogâmicos durante a temporada de reprodução. Líderes religiosos ficaram fascinados com as imagens e puseram-se a fazer referências ao filme em sermões e newsletters, exortando os seguidores a se inspirarem na devoção dos pinguins. Instituições religiosas chegaram a exibir o filme de graça, seguido de discussões para promover a fidelidade entre casais.

A verdade é que, embora os pinguins-imperadores demonstrem uma impressionante devoção um pelo outro na temporada de reprodução, eles não continuam juntos. Esses pinguins tendem a encontrar novos parceiros a cada temporada de reprodução e passam pouquíssimo tempo juntos durante o resto do ano. Até os monogâmicos pinguins-de-penacho-amarelo, que supostamente se acasalam por toda a vida, passam apenas cerca de vinte a trinta dias por ano juntos. Na verdade, eu chegaria a dizer que muitos casamentos de sucesso meio que seguem esse padrão.

A não monogamia é a norma em grande parte do reino animal. Um documentário mais preciso poderia ser ambientado em uma floresta na República Democrática do Congo, apresentando os bonobos, grandes primatas ameaçados de extinção. Os bonobos, nossos primos evolutivos, usam o sexo como ferramenta social para negociar, formar alianças e resolver conflitos. Antropólogos, sociólogos e historiadores dedicados ao estudo da não monogamia afirmam que a não monogamia sempre fez parte da história humana. Segundo Joseph Henrich, 85% das sociedades já tiveram casamentos polígamos em algum momento de sua existência.

A regra mais importante da escada rolante é que o relacionamento deve ser "fechado" por meio de uma monogamia romântica e sexual comprometida. Essa mesma regra também é aquela que se quebra com mais frequência, seja pela traição (não monogamia não consensual) ou pela não monogamia consensual. Por fim, essa é a mais "moral" de todas as regras, de modo que, para muitos, o comportamento não monogâmico é visto não apenas como errado, mas também como imoral. Mesmo assim, quando a não monogamia é praticada sem prejuízo a nenhuma das partes (ou seja, quando é consensual), o fator moral perde a relevância.

Um levantamento de janeiro de 2020 conduzido pela YouGov revelou um interesse crescente e atitudes mais positivas em relação à não monogamia consensual, com 32% dos adultos americanos afirmando que um relacionamento ideal seria não monogâmico até certo ponto. A não monogamia consensual (também chamada de "não monogamia ética") ocorre quando as partes concordam e reconhecem a presença de vários relacionamentos românticos e/ou sexuais. A prática é diferente da não monogamia não consensual (também conhecida como traição).

Vale lembrar que a monogamia nada tem a ver com o que os usuários das escadas rolantes podem fazer, mas com o que eles não podem fazer. Os parceiros na escada rolante não podem ter qualquer intimidade sexual ou romântica com ninguém fora do relacionamento, apesar de nada garantir que eles manterão a vida sexual ou romântica um com o outro. A exclusividade continua se aplicando mesmo se o casal não tiver mais nenhum interesse sexual ou romântico um pelo outro. Por exemplo, a mãe de uma amiga minha decidiu que não queria mais transar com o marido. Não vejo problema algum nisso. Quando perguntei se o pai da minha amiga poderia arranjar uma amante ou contratar uma profissional do sexo para satisfazer suas necessidades, minha amiga me olhou como se eu fosse um pervertido.

Monogâmicas ou não monogâmicas, muitas pessoas acham difícil controlar o ciúme. A comunidade da não monogamia consensual, por sua vez, promove a ideia de "compersão" ou "anticiúme", referindo-se aos sentimentos positivos vivenciados quando um parceiro tem experiências positivas com outras pessoas. É uma questão complicada para a maioria das pessoas que não se incomodariam se o parceiro se divertisse com os amigos, mas odiaria saber que o parceiro pode estar se divertindo em um date. Algumas pessoas, porém, podem ficar felizes pelo parceiro nas duas situações.

Flexibilizando ou removendo as regras

Os relacionamentos não convencionais mudam as regras da escada rolante – e a mudança pode chegar a ser radical. Na Figura 5, apresento uma lista não exaustiva de relacionamentos românticos, sexuais e platônicos não convencionais. A figura mostra as definições e as regras da escada rolante que os participantes adotam, descartam ou consideram opcionais, dependendo do relacionamento e das pessoas que o compõem.

A primeira linha representa a escada rolante, apresentando todas as regras. A última linha mostra o que chamo de "design relacional", quando todas as regras da escada rolante (entre outras) estão abertas a negociação. Falarei sobre o design relacional no próximo capítulo.

Vamos dar uma olhada nos relacionamentos não convencionais que apresento na figura.

Monogamia Solo

Os monogâmicos Solo sobem pela escada rolante e seguem todas as regras, mas não moram juntos, não combinam as finanças e/ou não têm exatamente o mesmo estilo de vida.

✓ Sim ✗ Não ? Talvez

Tipo de relacionamento	Definição	Fusão	Hierarquia	Consistência	Exclusividade sexual	Exclusividade romântica
Escada rolante do relacionamento	Progressão monogâmica tradicional passando por marcos claros de comprometimento crescente, incluindo namorar, morar juntos, casar-se e constituir família.	✓	✓	✓	✓	✓
Monogamia Solo	Estilo de vida monogâmico que valoriza a autonomia e a independência pessoais, sem procurar fundir a vida com a do parceiro.	✗	✓	✓	✓	✓
Swing	Estilo de vida não monogâmico no qual atividades sexuais sem compromisso e limitadas por regras ocorrem fora da vida do casal, muitas vezes envolvendo troca de parceiros.	✓	✓	✓	✗	✓
Poliamor	Relacionamentos múltiplos, consensuais e amorosos com vários parceiros ao mesmo tempo.	?	?	✓	✗	✗
Poliamor Solo	A autonomia pessoal é priorizada em um estilo de vida não monogâmico sem procurar fundir a vida dos parceiros.	✗	?	✓	✗	✗
Amigos	Relacionamento baseado em afeto, confiança e apoio mútuos sem envolver romance nem intimidade física.	✗	?	?	✗	✗
Amigos com benefícios/Ficantes	Amizade casual, não romântica, que inclui intimidade física sem compromisso nem expectativa de exclusividade.	✗	?	?	✗	✗
Parceria platônica	Vínculo estreito e emocionalmente íntimo, sem compromisso romântico, muitas vezes envolvendo morar juntos e objetivos de vida compartilhados (também conhecido como "família escolhida").	✓	✓	✓	✗	✗
Design relacional	Ato deliberado de criação colaborativa de um relacionamento personalizado no qual todas as partes concordam com as regras e revisitam o acordo regularmente, fazendo alterações conforme necessário.	? ? ?	? ?	? ?	? ?	? ?

Figura 5: Tipos comuns de relacionamentos não convencionais, suas definições e como eles respeitam as regras da escada rolante do relacionamento ou divergem delas.

De acordo com o Levantamento da Comunidade Americana do Censo dos Estados Unidos, 1,7 milhão de casais, ou 3% da população total, estão levando o "preciso do meu espaço" a um nível totalmente novo. Mesmo quando as pessoas moram juntas, elas podem dormir em camas separadas. Uma pesquisa de 2017 do Better Sleep Council descobriu que nada menos que 26% dos casais dormiam separados.

Sem conseguir entender a ideia de um casal vivendo junto, mas separado, o pessoal da escada rolante manifesta sua revolta em artigos, colunas de conselhos e olhares tortos. Por exemplo, a mãe de um amigo meu defende com veemência que meu amigo deve dividir o mesmo *cobertor* com a esposa. Eu me pergunto se, nesse caso, eles não deveriam usar a mesma escova de dentes também...

Swing

O swing envolve casais semicomprometidos com a monogamia sexual. Apesar de os swingers em geral permanecerem na escada rolante, eles também se envolvem em encontros sexuais – não comprometidos e protegidos por regras – com outros casais ou indivíduos. Podem trocar parceiros ou incluir uma terceira pessoa na brincadeira. São diversas as motivações para o swing: explorar desejos e fantasias sexuais, buscar experiências e variedade sexual ou encontrar uma comunidade de pessoas que têm uma mentalidade parecida.

O swing é o relacionamento não convencional mais comum, mas não se encaixa perfeitamente nem com a galera da escada rolante nem com alguns outros grupos da "antiescada rolante". Por um lado, os swingers não se enquadram entre os membros tradicionais da escada rolante, que tendem a se sentir ameaçados por eles e a evitar convidá-los para jantar em sua casa. E se os swingers tentarem seduzir algum convidado ou até o meu parceiro para o estilo de vida deles? Por outro lado, os que radicalizaram e não querem ver a escada rolante do relacionamento nem pintada de ouro criticam os swingers por se comprometerem com as normas de fusão e hierarquia da escada rolante. Gosto não se discute...

Poliamor e poliamor Solo

O termo poliamor vem da palavra grega *poli*, que significa "muitos", e da palavra latina amor, e refere-se à prática de manter relacionamentos consensuais e amorosos com vários parceiros ao mesmo tempo. O termo foi cunhado por Morning Glory Zell-Ravenheart em 1990, e a conscientização desse estilo de relacionamento aumentou muito nos últimos anos. De repente, o termo *poli* se popularizou nos aplicativos de namoro, com pessoas expressando simpatia ou aversão.

O poliamor assume diferentes formas, com vários níveis de interconectividade entre os participantes. Por exemplo, a configuração em "V" do poliamor ocorre quando uma pessoa central se relaciona romanticamente com várias outras, mas essas outras pessoas não têm uma conexão romântica direta entre si. Trisais, quadrisais e outros relacionamentos fechados normalmente restringem os relacionamentos sexuais e românticos a um grupo definido.

O poliamor Solo defende um estilo de vida não monogâmico que prioriza a autonomia pessoal de cada um. Os poliamoristas Solo não querem fundir sua vida com a de nenhum de seus parceiros e enfatizam a independência e a autonomia individuais em um contexto não monogâmico. Eles tendem a evitar a hierarquia típica dos relacionamentos poliamorosos na qual um parceiro é considerado "primário", enquanto outros detêm um status "secundário" ou "terciário". Em vez disso, os poli Solo se concentram em formar vínculos que priorizam o respeito à autonomia de cada parceiro.

O poliamor também tem suas dificuldades, como administrar o tempo, o envolvimento emocional e a comunicação entre vários parceiros. Relacionamentos dão trabalho e o poliamor envolve mais relacionamentos que precisam ser cultivados. Minha amiga Laura Grant, Solo orgulhosa e poliamorista, diz: "Rejeitar o modelo de escassez do amor pode ser expansivo e gratificante. Mas, apesar de o amor ser infinito, uma pessoa tem tempo e energia finitos. Quando um novo mundo de oportunidades se abre, o poliamor requer muita disciplina e autoconsciência para cada um conhecer os próprios limites e investir com muito critério em cada relacionamento para evitar diluir seus recursos finitos". Apesar das dificuldades, Elisabeth Sheff, em seu livro *The Polyamorists Next Door: Inside Multiple-Partner Relationships and Families* (algo como "Os poliamoristas moram ao lado: uma visão de relacionamentos e famílias poliamor"), demonstra que as pessoas em relacionamentos poliamorosos relatam altos níveis de satisfação, confiança e comunicação, além de níveis mais baixos de ciúme, em comparação com pessoas monogâmicas.

Amigos (com benefícios)

Eu adoro fazer e manter amizades – vínculos baseados em afeto, confiança e apoio mútuos, mas que não envolvem romance nem intimidade física. Um dos aspectos mais incríveis das amizades é a capacidade de contornar as regras de continuidade. Por exemplo, amigos podem passar dias, semanas, meses ou até anos sem se falar, mas, quando se veem, é como se nada tivesse mudado.

Digo aos meus amigos que os amo. O conceito de amor platônico, introduzido por Platão em *O Banquete*, costumava focar a sabedoria e a verdade, mas evoluiu com o tempo para incluir amizades profundas, não românticas e não sexuais. Hoje em dia, o amor platônico enfatiza a ligação emocional e intelectual em vez de sentimentos românticos ou sexuais.

Em seu livro *Amor 2.0: a ciência a favor dos rRelacionamentos*, a psicóloga Barbara Fredrickson define o amor como "micromomentos de ressonância positiva". Em outras palavras, a maioria dos momentos amorosos são experiências que ocorrem quando as pessoas compartilham emoções positivas, preocupação e interesse umas pelas outras. Desse modo, a maior parte do amor do mundo não provém do relacionamento duradouro e romântico entre almas gêmeas. As pessoas podem amar parentes, amigos e até desconhecidos.

Embora a amizade, por definição, não implique intimidade física, os amigos com benefícios contestam essa crença. São amizades que envolvem intimidade sexual – monogâmica ou não –, mas raramente envolvem romance. Pesquisas sugerem que as amizades coloridas são relativamente comuns, especialmente entre jovens adultos. Um estudo de 2014 publicado em *Archives of Sexual Behavior* descobriu que cerca de 60% dos estudantes universitários tiveram uma amizade colorida.

A amizade colorida pode vir em várias cores e formatos. Vejamos o exemplo do relacionamento "cometa". O termo foi popularizado pelo colunista de conselhos sexuais Dan Savage e o fenômeno envolve relacionamentos intermitentes, porém intensos. Minha amiga Jessalyn Dean é uma pessoa arromântica que está aberta a conhecer novos parceiros e mantém diversos relacionamentos íntimos e platônicos. Ela me contou sobre seu cometa, um parceiro sexual que mora na Alemanha e que ela só encontra quando os dois estão na mesma cidade. Eles podem passar mais de dois anos sem se encontrar, mas, quando acontece, é como se nada tivesse mudado.

Parceria platônica

A amatonormatividade perpetua a ideia de que os relacionamentos românticos sempre devem ter prioridade sobre as amizades. Nem todos concordam com essa hierarquia. As parcerias platônicas não envolvem sexo nem romance, mas não são menos significativas e valiosas para as pessoas envolvidas. Valorizar as amizades é um ato de rebelião contra a ideia de que um relacionamento romântico tem o poder de invalidar ou suprimir outras formas de relacionamento.

Conversei com Rhaina Cohen sobre uma história que ela conta em seu livro *The Other Significant Others: Reimagining Life with Friendship at the*

Center ("O romance não é tudo: repensando a vida com as amizades no centro", em tradução livre). Cohen conta a história de Kami e Tilly, que priorizam a amizade entre elas a relacionamentos românticos. Elas não deixam de namorar, mas seu relacionamento platônico vem em primeiro lugar. Certa vez, Kami conheceu um homem e, assim que os dois começaram a namorar, ela disse ao namorado: "Só para constar, a Tilly vai sempre vir em primeiro lugar. Isso nunca vai mudar". Cohen me contou o que aconteceu. "Aquele namoro não durou, mas hoje Kami tem um parceiro que respeita sua amizade com Tilly. Os dois estão há um bom tempo juntos e têm um filho."

Duas mulheres morando juntas em um relacionamento próximo e platônico na cidade de Boston no fim do século XIX e início do século XX chegou a ganhar um nome: "casamento de Boston" (*Boston marriage*). Algumas parcerias eram românticas, mas o arranjo também foi uma maneira de duas amigas se ajudarem enquanto contestavam os papéis tradicionais de gênero. Hoje, a expressão "casamento de Boston" é usada para descrever amizades íntimas entre mulheres, como Aminatou Sow e Ann Friedman – melhores amigas que usam o termo "grande amizade" para descrever a força e a profundidade de seus laços. Um exemplo interessante foi o profundo amor platônico entre Iris Murdoch e Philippa Foot, duas brilhantes filósofas britânicas que se conheceram na Universidade de Oxford no início da década de 1940. Embora o relacionamento delas tenha começado como um breve relacionamento romântico, acabou evoluindo para um vínculo intelectual e emocional que durou a vida toda, sem envolver sexo nem romance.

Uma grande preocupação dos parceiros platônicos é que eles não têm direito aos benefícios nem às proteções legais reservados a um casamento romântico. Isso explica por que uma recente decisão da Suprema Corte Sueca foi tão inovadora ao decidir a favor de um parceiro platônico sobrevivente em um caso que se centrava na legitimidade de seu relacionamento não sexual. A decisão abriu um importante precedente, reconhecendo que os relacionamentos não devem ser medidos apenas por critérios sexuais ou românticos. Ao reconhecer que as relações platônicas podem ser significativas, a decisão contesta as crenças convencionais sobre o que constitui uma relação significativa.

Assexualidade e arromantismo

Não é fácil subir pela escada rolante quando a pessoa deseja um vínculo emocional, mas não tem interesse em sexo, ou quando deseja intimidade sexual, mas não tem interesse em romance. Pelo menos 1% da população se identifica com esses sentimentos.

A assexualidade é uma orientação na qual a pessoa não sente atração sexual por outras pessoas. Ocorre em um espectro onde algumas pessoas sentem repulsa pela atividade sexual, outras simplesmente não têm desejo e outras, ainda, podem envolver-se em atividades sexuais mesmo sem sentir atração sexual. A assexualidade é uma parte natural da identidade da pessoa, assim como ser hétero, homo ou bissexual. A assexualidade é diferente do celibato, que é a escolha de abster-se do sexo na presença de uma motivação.

O arromantismo é uma orientação na qual a pessoa não sente atração romântica por outras pessoas. Pessoas arromânticas podem não ter desejo de se envolver em relacionamentos românticos, mas podem formar fortes vínculos emocionais e amizades. Tal como a assexualidade, o arromantismo também ocorre em um espectro, com algumas pessoas sentindo pouca ou nenhuma atração romântica, enquanto outras podem senti-la ocasionalmente ou em circunstâncias específicas.

Tive uma conversa com David Jay, um proeminente ativista do Asexuality.org e fundador do Asexual Visibility and Education Network. O trabalho dele tem sido importantíssimo para conscientizar as pessoas sobre a assexualidade e contribuiu para removê-la da lista de transtornos mentais no *Manual Diagnóstico e Estatístico de Transtornos Mentais* (*DSM*) em 2013.

O arromantismo e a assexualidade podem ser experimentados de maneira independente; uma pessoa pode ser um assexual romântico, um arromântico assexual ou um assexual arromântico. Como Jay me explicou:

> *Eu ainda tenho vontade de formar relacionamentos emocionais íntimos, mas sem incluir a sexualidade. Só que a assexualidade se manifesta de várias maneiras diferentes. Algumas pessoas ainda sentem uma grande atração romântica. Elas podem se identificar como homorromânticas ou heterorromânticas. E nada as impede de namorar. Elas também podem querer uma parceria romântica comprometida. Eu, como muitos assexuais, me identifico como arromântico. Eu tendo a fazer amizades íntimas e comprometidas – que gosto de chamar de parcerias arromânticas – em vez de relacionamentos românticos.*

Jay queria ter filhos e usou uma abordagem do "jeito diferente" para fazer isso acontecer. Hoje ele tem dois filhos nascidos por fertilização in vitro e que cria com parceiros arromânticos.

Jeitos diferentes de casar e cuidar dos filhos

A invenção da Coca-Cola levou à invenção da Coca Diet, da Cherry Coke, da Coca-Cola com Café e da Coca Zero. O mesmo se aplica à invenção do casamento. Em seu livro *Sexo e Temperamento*, a antropóloga Margaret Mead examinou expectativas sociais alternativas de homens, mulheres e filhos em três sociedades "primitivas" da Papua Nova Guiné. O povo mundugumor praticava o "casamento de parceria", um arranjo no qual os casais passam um tempo morando juntos antes de decidirem se casar. Já o povo arapesh praticava "casamentos comunitários", nos quais grupos de homens e mulheres mantinham relações sexuais entre si, sem parceiros exclusivos ou compromissos de longo prazo. O povo tchambuli praticava o "casamento complementar", no qual os papéis dos homens e das mulheres eram invertidos em comparação com a sociedade contemporânea.

Em seu livro *The New I Do: Reshaping Marriage for Skeptics, Realists, and Rebels* (algo como "O novo 'eu aceito': repensando o casamento para céticos, realistas e rebeldes"), Vicki Larson e Susan Pease Gadoua descrevem uma série de formas alternativas de casamento. Por exemplo, um casamento "experimental" inclui um acordo conjugal sem filhos e por tempo limitado, possibilitando aos casais explorar a experiência de uma parceria comprometida sem a expectativa do "até que a morte nos separe". Um casamento "orientado à segurança" pode ser escolhido com o objetivo de proporcionar estabilidade emocional e financeira, enquanto um casamento de "pacto sagrado" é mais tradicional, com raízes na religião, que enfatiza a importância da fé e do comprometimento.

A paternidade é uma meta para muitos solteiros e não solteiros. De acordo com dados mais recentes do Censo dos Estados Unidos, 85% das mulheres e 79% dos homens americanos têm filhos até os 45 anos – embora essas taxas estejam caindo. Outra abordagem do tipo "jeito diferente" é uma união voltada aos filhos – cuidar juntos dos filhos, em vez de subir pela escada rolante tradicional do relacionamento.

Algumas pessoas estão descartando completamente a ideia de coparentalidade. Esses pais e mães Solo assumem o desafio de criar os filhos sozinhos. Em alguns casos, o outro progenitor não pode ou não quer participar da criação dos filhos. Em outros casos, é uma opção. Por exemplo, Mindy Kaling, a atriz, comediante, escritora e produtora mais conhecida por *The Office* e *The Mindy Project*, tornou-se mãe Solo por opção aos 38 anos e novamente aos 41.

Uma coisa é escolher ser pai ou mãe Solo usufruindo dos abundantes recursos de uma carreira de sucesso em Hollywood, mas é bem mais difícil se você for da classe média. Paula Wood e Marla Cichowski, duas convidadas do podcast *Solo*, tornaram-se mães Solo de maneiras diferentes. Paula teve uma gravidez não planejada e decidiu assumir o filho sozinha, enquanto Marla procurou um doador de esperma. Marla nos contou:

Aos 25 anos, pensei: "Se eu não estiver casada aos 30, sem a possibilidade de ter pelo menos um filho a caminho aos 32, o mundo pode acabar que eu vou morrer feliz". Eu simplesmente não conseguia imaginar uma vida que não seguisse esse roteiro. Aos 40, eu tinha acabado de sair de um relacionamento e pensei: "Beleza. Hora de repensar os planos. Para onde eu quero ir? O que estou fazendo da minha vida?". Conheço muitas mulheres que seguiram esse roteiro para ter filhos. Sei que ter filhos não é para todo mundo. Mas, desde que eu me conheço por gente, eu sempre quis ter filhos.

Elas me contaram histórias incríveis de experiências gratificantes, mas foram sinceras sobre os desafios da maternidade, incluindo o tempo, a energia e o dinheiro necessários para cuidar de um filho. Além disso, também tiveram que ouvir muitos comentários depreciativos e enfrentar os estereótipos da sociedade, em dates ou até no supermercado. Elas encontraram refúgio em comunidades de amigos, familiares e outros pais e mães Solo a quem recorrem em busca de apoio.

Exemplos a serem seguidos

Os Solos do "jeito diferente" convidam você a questionar até que ponto as normas convencionais se encaixam nos seus desejos e aspirações. Eles encorajam a contornar as regras, quebrá-las ou redefini-las para encontrar uma vida plena em relacionamentos românticos, sexuais, não românticos ou não sexuais. Essas novas perspectivas podem inspirar você a contestar a domesticação que pode criar abismos entre as pessoas e fazer com que elas se sintam excluídas.

Eu poderia escrever um livro inteiro sobre os Solos do "jeito diferente" e seus relacionamentos não convencionais. Escrevi este capítulo para instigar sua curiosidade, questionar seus preconceitos ou validar suas escolhas não convencionais. Se quiser saber mais sobre os diferentes modelos de relacionamento não convencionais, recomendo começar com Ética do *Amor livre: guia prático para poliamor, relacionamentos abertos e outras liberdades afetivas*, de Dossie Easton e Janet Hardy, ou *Stepping Off the Relationship Escalator* (algo como "Saindo da escada rolante do relacionamento"), de Amy Gahran.

Para alguns leitores, esses conceitos podem ser novos, radicais e até "repulsivos". De qualquer forma, eu encorajo você a manter a mente aberta, observar como esses conceitos afetam a vida das pessoas e ponderar como as opções dos outros não fazem muita diferença na sua própria vida. Ninguém precisa mergulhar em um relacionamento poliamoroso se esse tipo de relacionamento não se encaixar com suas preferências. Mesmo assim, eu garanto que será uma jornada incrível se você se dispuser a escolher os tipos de relacionamento que podem melhorar sua vida.

UMA CARTA DE AMOR SOLO

Laura, artista de planilhas,[3] Denver, Colorado, Estados Unidos

Aos trinta e poucos anos, enquanto me recuperava do término de mais um importante relacionamento romântico, pensei sobre o meu histórico de namoros e o que estava dando certo e me trazendo alegria e realização. Vendo a coisa de um ponto de vista mais construtivo (e colocando minhas habilidades de análise de dados para refletir sobre o problema), percebi que a parte favorita do processo de namoro para mim era procurar um novo parceiro. Eu me expunha, conhecia muita gente diferente e me estimulava ao pensar em como seria me relacionar com cada uma daquelas pessoas novas que estava conhecendo.

Acabei concluindo (equivocadamente) que poderia me satisfazer só com a fase do flerte. Eu poderia passar a vida flertando sem precisar avançar para a próxima etapa de eleger meu príncipe encantado. O plano pareceu fazer sentido... até que me apaixonei de novo.

Depois de alguns meses de namoro, meu parceiro quis levar nosso relacionamento para a próxima etapa (na escada rolante do relacionamento), o que, para

3. Nota daTradutora: Em inglês, *spreadsheet artist*, artista que usa o Excel para desenhar.

nós dois, incluía a monogamia romântica e sexual. Eu sabia que a ideia não fazia parte do meu novo plano de ficar no mercado para sempre, mas gostava muito dele e quis dar uma chance ao relacionamento. Fui sincera e expliquei que eu queria que nosso relacionamento se desenvolvesse e se aprofundasse, mas não à custa da minha autonomia e da possibilidade de me conectar com outras pessoas (sexual, romanticamente ou de alguma outra forma). Eu estava aberta a ser uma parceira comprometida, amorosa e companheira para ele... só que não exclusiva.

Para a minha surpresa e alegria, ele se dispôs a tentar.

Uma porta se abriu naquele dia, levando-me a um caminho totalmente novo. Depois de uma boa dose de tentativa e erro, a descoberta do poliamor – e da linguagem e da ética que esse estilo de vida envolve –, posso dizer que me encontrei nesse modelo. Hoje me identifico como uma poliamorista Solo e priorizo meu relacionamento comigo mesma. Prezo todas as minhas parcerias amorosas, amigos com benefícios e amizades platônicas, e me conecto com novas pessoas naturalmente, à medida que as oportunidades vão surgindo. Descobrir uma nova linguagem para me expressar e me entender, pesquisar e praticar esses conceitos e conhecer pessoas que também seguem esse estilo de vida foi importantíssimo para eu poder levar uma vida mais autêntica.

UMA CARTA DE AMOR SOLO

Laura, educadora ambiental, Grand Cayman, Ilhas Cayman

Para mim, ser uma Solo é confiar na possibilidade de viver a minha vida sem depender de ninguém.

Alguns anos atrás, constatei que eu era assexual e aceitei que não precisava seguir os cronogramas nem os modelos de relacionamento dos outros. Além disso, nunca senti necessidade de ter um parceiro. Ter uma linguagem para explicar meus sentimentos e encontrar grupos de pessoas com ideias afins (graças à internet!) me ajudou a ganhar confiança para viver fora das normas. Hoje eu sei que posso ter uma vida plena e feliz sozinha, investindo meu tempo em hobbies, amizades e em mim mesma.

Posso até mudar de ideia, mas por enquanto não estou em busca de relacionamentos românticos. Não quero o estresse nem a obrigação de um parceiro e prefiro morar sozinha. Não quero casar nem ter filhos e me sinto completa do jeito que sou.

Adoro a possibilidade de mudar de emprego, mudar de cidade ou passar meses viajando sem ter que consultar ninguém. Tenho amigos que moram longe e tenho tempo e energia para me manter em contato com eles. Tenho tempo e energia para trabalhar na minha saúde mental, começar novos hobbies (vocês já tentaram mergulho livre?) e cozinhar o que eu quiser, quando quiser. A jornada até eu sentir que "está tudo bem e é normal querer essas coisas" foi longa, mas estou muito feliz por estar aqui.

Apesar de toda a minha confiança na decisão de viver sozinha, as pessoas questionam essa escolha. "Você se mudou para cá sozinha?", "Você não tem um parceiro?", "Você não quer ter filhos?". E tudo bem. Sempre que reavalio a minha vida e as minhas decisões, chego à mesma conclusão: são tantas as maneiras diferentes de curtir a vida e não estou prejudicando ninguém com a minha decisão de ser feliz sozinha.

9

O design relacional

Robert Frost escreveu a famosa frase: "Duas estradas divergiam em um bosque amarelo... e eu / peguei a menos percorrida / e isso fez toda a diferença".

Os Solos do *jeito diferente* têm mais de duas opções; mas e se, em vez de duas, vinte ou mesmo duzentas estradas para escolher, houvesse um número infinito?

Seja bem-vindo ao design relacional.

Os Solos do "jeito diferente" estão removendo ou flexibilizando as regras da escada rolante para criar novas formas de se relacionar – que podem ou não envolver o romance. E, se podemos contornar ou quebrar algumas regras para melhorar nossos relacionamentos, o que nos impede de repensar e negociar *todas* as regras?

As mudanças podem ser pequenas ou grandes. Você não precisa entrar no mundo do swing para adotar os princípios do design relacional. Um acordo de design relacional poderia envolver, por exemplo, o poder de veto. Ou dormir em quartos separados. Ou ter horários diferentes para ir dormir. Ou mandar uma mensagem de boa noite.

Quem me apresentou a essas ideias foi Andie Nordgren, designer de games, produtora e defensora sueca dos direitos das mulheres e queers. Em 2006, Nordgren escreveu "O Manifesto da Anarquia

Relacional", um ensaio que apresenta um processo para definir relacionamentos com o objetivo de satisfazer as necessidades e os desejos dos participantes, em vez de seguir às cegas as regras impostas pela sociedade. O ensaio levou a um movimento que ensina as pessoas como personalizar os relacionamentos, priorizando os próprios desejos em detrimento das expectativas da sociedade.

O ensaio lançou a Anarquia Relacional, originalmente chamada de Relacionamentos Radicais. Infelizmente, na nossa sociedade, as conotações de "anarquia" costumam ser negativas e associadas ao caos ou à violência. Algumas pessoas que se limitam a seu significado literal ainda acreditam erroneamente que o movimento defende relacionamentos sem quaisquer regras.[1] O ensaio de Nordgren foi importantíssimo e serviu de inspiração para outras importantes fontes de informação, incluindo o livro de Mark A. Michaels e Patricia Johnson, *Designer Relationships: A Guide to Happy Monogamy, Positive Polyamory, and Optimistic Open Relationships* (algo como "Designers de relacionamentos: um guia para a monogamia feliz, o poliamor positivo e relacionamentos abertos e otimistas"), que expande ainda mais essas ideias.

Veja a seguir um resumo dessas ideias com um toque da filosofia Solo.

O design relacional é um ato deliberado de criar em colaboração um relacionamento personalizado no qual todas as partes concordam com as regras e reavaliam o acordo regularmente, fazendo alterações conforme necessário.

1. Nota do Autor: O primeiro uso registrado de "anarquia" teve o significado de "ausência de governo". O termo passou a ser usado para referir-se a uma sociedade utópica que não tinha um governo. Também pode ser usado para referir-se a um estado de confusão ou desordem. Em termos mais amplos, uma anarquia "não é governada por um grupo, tirano, hierarquia, autoridade ou qualquer outro órgão centralizado de criação e aplicação de regras". O que significa que a anarquia pode incluir regras, mas as regras são aplicadas por meio do autogoverno ou pelo grupo como um todo. Infelizmente, os equívocos sobre o termo fazem com que Anarquia Relacional seja um nome pouco atraente para um conceito incrivelmente interessante.

Os benefícios do design relacional são enormes. Além de melhorar os relacionamentos, os designers melhoram as habilidades de comunicação, acolhem a vulnerabilidade e promovem a confiança. Aprender a abrir mão das normas da sociedade e negociar termos permite criar um relacionamento personalizado que pode ser mais honesto, sincero e harmonioso. Sei que nenhum relacionamento é perfeito, mas sustento que essa abordagem permite criar relacionamentos que são o mais adequados possível à combinação singular de preferências, vontades e desejos das pessoas envolvidas.

Neste capítulo, falarei sobre romance, sexo e amizades. Contudo, é importante notar que os princípios do design relacional podem ser aplicados a uma ampla gama de relacionamentos interpessoais, tanto convencionais quanto não convencionais, incluindo entre irmãos, colegas de trabalho e até entre pais e filhos.

Peça o que quiser

Quando minha amiga Jessalyn Dean dá um match em um aplicativo de namoro, é só uma questão de tempo para a pessoa lhe perguntar o que ela "procura". Ela responde quase no automático: "Estou procurando o diagrama de Venn onde os seus desejos e necessidades se sobrepõem aos meus desejos e necessidades". Em outras palavras, ela pratica a própria versão do design relacional. Ela compara a abordagem dela a ir em grupo a um restaurante japonês e escolher sushis juntos. Imagine um cardápio gigante com uma enorme variedade de sushis. As pessoas analisam o cardápio e concordam com os sushis que querem pedir, ignorando todos os outros tipos de sushi. O processo de escolha de sushis pode envolver alguma negociação, mas no fim todos saem satisfeitos. É claro que diferentes comensais escolheriam uma refeição composta por sushis diferentes.

Se a analogia não ficou clara, cada sushi é um acordo para o relacionamento. Um sushi pode ser "quero passar a noite juntos depois de transar" ou, pelo contrário, "quero dormir sozinho". Outro sushi pode ser sobre como obter o consentimento de um parceiro para uma escapadela não monogâmica, enquanto outro sushi pode ser sobre quantas vezes os parceiros se veem durante a semana.

É importante que os designers relacionais reconheçam e expressem suas opiniões sobre as regras padrão ou normas sociais que regem os relacionamentos convencionais, tanto de natureza micro quanto macro. Por exemplo, a fusão é uma regra macro segundo a qual os parceiros que sobem na escada rolante devem ter a vida interligada: morar juntos, compartilhar as finanças e/ou adotar o mesmo estilo de vida. Já as regras micro tendem a ser implícitas, mas é importante que sejam explicitadas. Uma regra micro para casais heterossexuais (que pode mudar em decorrência da fusão de finanças, por exemplo) pode ser que o homem não deve ser o único responsável por pagar pelos dates.

Os relacionamentos costumam exigir comunicação em relação às regras e expectativas, principalmente quando se afastam dos roteiros padrão. As suposições macro, por exemplo, podem incluir afirmações como:

"Quero morar com meu parceiro, mas não tenho pressa."

"Eu consideraria morar com alguém, mas depende da pessoa."

"Não quero ter uma conta conjunta, mas acho que faz sentido dividir as despesas."

"Quero focar a minha carreira. Não me disponho a mudar para outra cidade por um relacionamento."

"Seria legal se o nosso relacionamento permitisse tirar férias separados."

"Eu até me casaria, mas só pela praticidade, como benefícios fiscais ou plano de saúde."

Acho que deu para imaginar a variedade de perguntas e respostas que poderiam delinear e esclarecer ainda mais essas preferências. Na tentativa de chegar a um acordo, respostas simples como "sim", "não" ou "talvez" podem ser úteis. Outra abordagem é categorizar as preferências como "flexíveis", "obrigatórias", "legais de se ter" ou "inaceitáveis".

Conversar sobre os acordos macro impostos pela sociedade pode levar os parceiros a reavaliar os acordos micro. Por exemplo, uma perspectiva sobre a fusão poderia ser: "Quero juntar nossas finanças, mas gostaria de manter a reserva de aposentadoria que tenho até agora. Qualquer dinheiro guardado a partir de agora seria para nós dois". Ou "Eu queria manter a temperatura do quarto em 20 graus ou menos no inverno". Um acordo micro não relacionado à fusão poderia ser algo como: "Eu gostaria que saíssemos juntos à noite uma vez por semana, mesmo se estivermos muito ocupados – mesmo se tivermos um filho". Ou "Quando estivermos fazendo algum plano, eu gostaria de falar ao telefone, não pelo Whats".

Muitos desses exemplos são de "design por inclusão", discutindo os elementos desejados em um relacionamento. Entretanto, é importante saber que o "design por exclusão" também é uma abordagem válida e eficaz para o design relacional. Por exemplo:

- "Não quero morar com meu parceiro."
- "Não quero ter filhos, mas tudo bem se você já tiver filhos de relacionamentos anteriores."
- "Demonstrações públicas de afeto me incomodam."

Em resumo, com comunicação e negociação abertas, o design relacional possibilita às pessoas criar relacionamentos profundamente alinhados com seus valores e necessidades.

Prototipagem. Avaliação. Iteração.

O design relacional é inspirado nos princípios de design, que costumam envolver resolução de problemas, empatia, colaboração, prototipagem, avaliação e testes iterativos.

Os designers profissionais normalmente fazem protótipos de uma solução ou produto, criando um modelo ou versão preliminar para testar e melhorar. No design relacional, os acordos são discutidos e definidos para formar a versão inicial de um "contêiner" que metaforicamente "contém" o relacionamento. Gosto da metáfora do contêiner porque seu formato representa os acordos, expectativas e limites que delimitam o relacionamento.

A escada rolante do relacionamento é um contêiner pré-fabricado com expectativas claras. Eli Finkel, autor do *All-or-Nothing Marriage* (algo como "O casamento do tudo ou nada"), me contou a história de um casal fictício. Jasmine, uma solteira de 28 anos, tem uma rede social diversificada. Por exemplo, ela faz aulas de ioga com a amiga Kyoko e estuda com o amigo John para entrar na faculdade de medicina. E a lista continua. Um amigo para tomar café. Uma amiga para caminhadas. Uma amiga que lhe empresta o ombro para chorar. Jasmine ama muito essas pessoas.

Finkel mostra como esse cenário muda quando Jasmine se casa aos 40 anos. Ela passa a contar com o marido para suprir a maioria de suas necessidades. Ele pode até atender todas essas necessidades, desde ser um parceiro de ioga até oferecer apoio emocional. Mas não necessariamente. Ele pode revirar os olhos para os aspectos metafísicos da ioga, mas pode gostar de sair para caminhar com ela. Finkel me disse: "Eu insisto muito para as pessoas serem específicas". Ele explica: "O que queremos de um parceiro? O que exigimos do casamento?".

O design relacional revelaria quais atividades Jasmine e o marido deveriam fazer juntos e em quais situações deveriam contar com outros relacionamentos para obter apoio e ter uma vida mais rica. Eles descobririam em quais situações já estão em harmonia e em quais outras poderiam precisar chegar a um acordo. Com isso, o casal não seguiria as normas sociais padrão do "tudo ou nada".

A coordenação, em vez de fazer concessões, é preferível ao criar um contêiner para o relacionamento. O que costuma acontecer com uma "relação pré-fabricada" é que, mesmo se o acordo macro for adequado, um ou mais participantes inevitavelmente considerarão algum elemento menos que desejável. A fusão dos parceiros pode exigir muitas concessões. Os casais devem navegar por diferenças de preferências e hábitos no quarto, no banheiro e muito mais. A compatibilidade de horários para dormir, temperatura do ambiente, onde tirar férias, hobbies, vida social e visitas familiares aumenta a probabilidade de sucesso de um relacionamento. As incompatibilidades precisam ser negociadas com muita ponderação. Nem sempre é fácil quando um dos parceiros é introvertido e o outro extrovertido, quando um gosta de praia e o outro de montanha ou quando um adora churrasco e o outro é vegano.

Se todos os outros fatores forem iguais, a coordenação é uma estratégia preferível. Vejamos um exemplo prático para entender como é melhor aplicar a coordenação do que forçar o outro a fazer concessões. Meu amigo Darwyn é como um irmão para mim, mas tem um aspecto do nosso estilo de vida que dificulta a nossa amizade. Ele é uma criatura da noite e eu sou um madrugador. Essa diferença restringe o tempo que temos para passar juntos e afeta o que fazemos juntos, já que é comum ele sair à noite enquanto eu estou indo dormir. No design do nosso relacionamento, raramente pedimos um ao outro que se force a abrir concessões. Eu adoro ir à academia com ele e bater papo entre as séries, mas desistimos disso anos atrás. Darwyn gosta de malhar às 8 da noite. Eu gosto de malhar às 11 da manhã. Se nos encontrássemos no meio do caminho, seria ruim para os dois. Então, coordenamos horários e escolhemos atividades às quais podemos nos dedicar por completo.

Depois do design, o próximo elemento é a avaliação. Teste com seu parceiro a versão inicial do relacionamento – o contêiner – e veja como funciona.

Vou contar a história de uma concessão que sobreviveu à fase de avaliação. O namorado da minha amiga Christina sugeriu que ela comprasse um sofá mais confortável para a casa dela. Christina não se convenceu, mas topou tentar. Ela escolheu um sofá de uma marca da qual gostava; não seria sua primeira opção em termos de estilo, mas acabou se encantando com o sofá novo. Ele era tão confortável que se transformou no lugar preferido dela para relaxar e ver TV. E acabou agregando valor ao relacionamento deles. (O cachorro dela, Snoop, também amou o sofá novo.) O relacionamento terminou, mas ela ainda tem o que chama carinhosamente de "sofá da concessão".

A última etapa do design é a iteração – fechar o círculo e reavaliar o acordo, fazendo ajustes e consolidando o contêiner. Costuma ser suficiente perguntar: "Como você está se sentindo em relação ao relacionamento?" ou "Como você acha que estamos indo?" ou "Tem alguma parte do nosso acordo que você gostaria de repensar?". Os parceiros podem renegociar e redefinir os limites e as características da relação conforme necessário. Assim, eles podem acabar com um contêiner diferente no futuro. Essa personalização deliberada dos relacionamentos, em vez de aceitar passivamente as normas sociais, possibilita conexões mais gratificantes e autênticas.

Negociar desejos e necessidades é a base de qualquer relacionamento. No entanto, as divergências são inevitáveis. Sabendo disso, o que acontece se os parceiros não conseguem chegar a um acordo? Será o fim do relacionamento? Pode ser, no caso de fatores considerados "inaceitáveis" por uma das partes. Por exemplo, se uma parceira romântica achar que precisa fundir a vida comigo, o relacionamento não tem como avançar. Se as preferências ou desejos não caírem na categoria de "não negociável", o design relacional pode ajudar as pessoas a criar um contêiner diferente do que elas já têm com alguma outra pessoa. Vamos imaginar que eu conheça alguém que gostaria de fundir a vida com o parceiro, mas não considera isso absolutamente imprescindível – nesse caso, poderíamos explorar um relacionamento romântico enquanto ela procura um parceiro diferente para morar com ela. Pode parecer um absurdo, mas muitas pessoas fazem isso.

Convidei Jessicka Chamberlain (também conhecida como Joosey) para o podcast *Solo* a fim de que ela me ensinasse sobre a Anarquia Relacional. Joosey refere-se a si mesma como "uma solteira que não para". Ela usou os princípios do design para incorporar um "cometa" – um parceiro que passa pela vida dela em raras ocasiões – em seu repertório de relacionamentos. Esteja ela namorando ou não, o "cometa" de Joosey se encontra com ela em Las Vegas. Eles se divertem jogando dados, indo a um spa e flertando com mulheres. Às vezes, o namorado de Joosey vai junto. Isso pode provocar alguns olhares intrigados e de soslaio (mesmo em Las Vegas), mas Joosey acha que a situação é ideal. "Ao abrir mão das regras, é muito mais fácil para mim respeitar o relacionamento porque as regras não me distraem de viver ao máximo cada relacionamento".

Imagine ter tanta liberdade no amor e na vida.

Vamos dar uma olhada em exemplos práticos de como o design relacional pode ser usado para criar um relacionamento em colaboração:

- *Negociação de amizade*: Maxine tem uma amiga com quem gosta de passar um tempo, mas a amiga tem uma agenda lotada e trabalha muito. Maxine decide usar o design relacional para abordar o assunto durante um café, dizendo à amiga que gostaria de ncontra-la mais vezes. A amiga fica lisonjeada e sabe que pode ser difícil manter a amizade assim, mas elas concordam em tentar marcar uma noite divertida toda semana. Depois de algumas semanas, as noites semanais acabam ficando pesadas demais e elas repensam o acordo. Hoje, elas têm uma noite divertida a cada duas semanas e trabalham juntas em esquema de coworking duas vezes por mês.
- *Administração de expectativas de estilo de vida:* Jake quer ser fisiculturista profissional e prioriza a saúde física. Ele começa a namorar Thomas, que gosta de sair para beber, uma atividade incompatível com o estilo de vida regrado de Jake. Em vez de terminar,

Jake decide ter uma conversa aberta e propõe alguns acordos sobre quando e como eles se encontram. O casal pode ter noites tranquilas em casa uma ou duas vezes por semana e Thomas pode sair com os amigos para beber.

- *Introdução da* não hierarquia: embora a escada rolante do relacionamento exclua relacionamentos que não sejam românticos e sexuais, as parceiras platônicas Tina e Tracy decidiram que seus parceiros românticos não têm "poder de veto" sobre a amizade delas. Elas tiveram conversas com os respectivos parceiros românticos a fim de alinhar o design da relação e não precisam mais pedir-lhes permissão para planejar eventos sociais, passar férias juntas ou viajar para visitar a família uma da outra.
- *Dar um tempo do relacionamento:* Pat e Celeste estão namorando e o relacionamento é promissor. Celeste, porém, vai lançar um novo produto em dois meses no trabalho e terá pouco tempo para a vida social. Eles conversam abertamente sobre o problema e decidem pausar o relacionamento por um tempo e voltar a namorar na comemoração do lançamento.
- *Procurar arranjos:* não importa qual seja a sua opinião sobre o mundo cada vez mais amplo dos "arranjos" entre um sugar baby e um sugar daddy/mommy, essas parcerias geralmente seguem princípios de design relacional com as partes negociando seus desejos e expectativas desde o início. As partes discutem questões como apoio financeiro, vínculo emocional e preferências de companheirismo, revendo os termos conforme necessário. Por exemplo, eles podem começar com um acordo de quatro ou cinco dates em público por mês com uma mensalidade para o "baby" e rever o acordo conforme necessário.

Como vimos nesses casos, o design relacional é aberto à criatividade e à flexibilidade para satisfazer às necessidades e preferências específicas das pessoas envolvidas. Quer se trate de negociar o tempo passado com um amigo, acomodar diferenças de estilo de vida ou transitar por arranjos não tradicionais de relacionamento, a ideia é manter uma linha de comunicação aberta e a disposição para se adaptar.

Dado o potencial do design relacional, é importante mencionar os desafios envolvidos. Navegar pelas nuances do design relacional requer excelentes habilidades de comunicação, mas, como a maioria das empreitadas que valem a pena, o esforço investido pode gerar relacionamentos profundamente gratificantes. Ao fazer experimentos no decorrer do processo, você descobrirá que poucas pessoas têm experiência em criar deliberadamente o design de um relacionamento. Se a ideia for criar um processo colaborativo que se afaste das normas sociais, os parceiros não familiarizados com o design relacional ou seus equivalentes precisarão ser guiados por essa mudança de paradigma. Pela minha experiência, mostrar que você quer investir em um relacionamento com alguém é uma excelente maneira de demonstrar que o design relacional é melhor do que *não* conversar sobre o relacionamento. Se um potencial parceiro de relacionamento não se dispuser a tentar, essa pessoa pode não ser uma boa opção para você.

O design relacional envolve negociação cooperativa. É importante expressar seus desejos, mas também é crucial ser aberto e compreensivo caso um parceiro tenha opiniões divergentes. O design relacional não é uma competição com vencedores e perdedores; trata-se de colaborar para criar uma dinâmica que promova o bem-estar de todos os envolvidos. O processo requer abertura para ser vulnerável e à possibilidade de a relação não se alinhar com os valores e objetivos de ambas as partes. Pode acontecer de o design relacional levar ao fim do que poderia parecer um relacionamento promissor. Por exemplo, minha experiência mostra que, quando uma potencial parceira que quer ter filhos descobre que fiz vasectomia, as coisas podem terminar amigavelmente ou, melhor ainda, transformar-se em um contato profissional, uma amizade ou até uma amizade com benefícios. Nesses casos, é importante reconhecer que a autossuficiência, a autoestima e a confiança em escolhas não convencionais – pilares do estilo de vida Solo – formam a base para o design relacional.

Pode parecer exaustivo. Sim, é mais trabalhoso do que se encaixar em um arranjo inadequado. Ainda acredito que a abordagem de conversar e negociar é a melhor escolha, mas admito que todo esse diálogo e negociação podem ser desanimadores (em comparação com a prática mais comum de simplesmente aceitar as normas sem discutir). Sugiro começar perguntando o que vocês querem e procurar respostas simples. Feito isso, vocês podem ir ajeitando as coisas aos poucos e, enquanto isso, curtir o relacionamento, negociando continuamente à medida que se sentirem mais à vontade.

Criar o design da sua vida sexual

O design da intimidade é um caso especial de design relacional destinado a melhorar as experiências sexuais. Estejam vocês embarcando no primeiro encontro sexual ou se preparando para comemorar as bodas de ouro, o design da intimidade pode melhorar a vida sexual, promovendo experiências mais seguras e gratificantes.

O design da intimidade é um ato deliberado de criar em colaboração uma experiência sexual personalizada – antes e talvez durante o sexo –, em que todas as partes envolvidas criam acordos mútuos e fazem questão de analisar e rever regularmente os acordos conforme necessário.

O processo envolve diálogo, planejamento e consentimento para melhorar o sexo e a sensualidade. Tem pouco a ver com o clichê cinematográfico no qual os amantes, cheios de paixão, arrancam as roupas um do outro e fazem amor apaixonadamente. O design da intimidade é um processo de cocriação ponderado que demanda repensar a abordagem às relações sexuais.

Lembre-se das três palavras mágicas do design: prototipagem, avaliação e iteração. Agora, aplique o processo à vida sexual.

Um bom lugar para começar uma prática de design da intimidade é conversar sobre doenças sexualmente transmissíveis (DSTs), exames e sexo seguro, para você e seus parceiros poderem tomar decisões informadas. Isso implicaria divulgar a data do último exame, o que foi incluído no exame e os resultados. Apresente qualquer histórico de doenças, passadas ou atuais, e quaisquer vulnerabilidades de saúde pertinentes. Discuta as DSTs e os métodos anticoncepcionais que estão sendo usados ou que são esperados, como a pílula ou preservativos.

Depois de abordar esses temas, o próximo passo é comunicar desejos, limites e consentimento a seus parceiros (uma espécie de "contêiner sexual"). Também é importante criar um ambiente no qual todos os parceiros se sintam seguros e respeitados durante essas conversas. Gosto de ter essa conversa antes de as coisas se tornarem íntimas – no sofá ou no fim do jantar, não no quarto.

Um bom ponto de partida é perguntar aos parceiros como eles estão se sentindo. Eles estão à vontade, animados, cansados, nervosos? Incentive todas as partes envolvidas a dizerem o que querem e o que não querem . Um bom jeito de ter essa conversa é buscar uma respostas simples, como "sim", "não" ou "talvez". Pense que "não" é uma resposta bem-vinda, porque lhe dá a chance de evitar algo que deixaria o parceiro desconfortável. "Talvez" requer mais exploração e esclarecimento para se tornar um "sim" ou um "não". Em caso de dúvida, "talvez" quer dizer "não".

Veja alguns exemplos que podem ser usados durante a conversa de design para comunicar desejos, limites e estabelecer consentimento:

- "Quando eu for à sua casa, eu gostaria que você me recebesse com um abraço apertado e um beijo. Tudo bem para você?"
- "Estou muito animado para o nosso encontro, mas estou muito cansado hoje. Eu topo o pacote completo se você fizer muita questão, mas eu preferiria ficar só no papai e mamãe hoje."

- "Eu gostaria que nós dois lavássemos as mãos antes do sexo."
- "Eu gostaria que você me amarrasse hoje. Você topa?"

O objetivo é chegar a um consentimento empolgado, com um sonoro "sim" de todas as partes.

É importante saber que os níveis de conforto e os desejos podem evoluir com o tempo. A conversa de design deve ser revista de tempos em tempos e os parceiros devem estar abertos à possibilidade de as respostas – "sim", "não" ou "talvez" – mudarem, dependendo de vários fatores.

O design da intimidade também tem seus desafios:

- *Você pode precisar ensinar seus parceiros*: pode ser necessário apresentar e explicar o design da intimidade aos seus parceiros. Pela minha experiência, as pessoas costumam receber bem a ideia como uma abordagem revigorante para uma experiência que pode ser especialmente difícil no início.
- *Vulnerabilidade e honestidade*: peça o que quiser, mas não espere sempre conseguir o que quer. Vocês nem sempre chegarão a um acordo. Contudo, é bem provável que as suas experiências como um Solo já lhe tenham ensinado o poder da vulnerabilidade. É sendo vulneráveis que criamos vínculos mais profundos com as pessoas, mesmo quando se trata da delicada questão da intimidade.
- *Respeite as preferências dos parceiros*: é importante manter em mente que gosto não se discute. O fato de você não curtir determinado ato ou cenário não significa que seja errado ou inválido. Também evite tentar persuadir e convencer. Não é não. Não é legal insistir, a menos que o parceiro tenha expressado explicitamente que gostaria de ter esse tipo de experiência.
- *Sobriedade*: é melhor ter a conversa do design da intimidade quando todos estiverem sóbrios. Afinal, uma comunicação clara e o consentimento são fundamentais para o design da intimidade.

Toda essa conversa e planejamento podem não parecer muito sexy. Mas pode acreditar que, com um processo criterioso e ponderado, o acordo pode criar uma expectativa positiva, eliminar a ansiedade e garantir o consentimento.

E o consentimento é sexy.

Criar o design de um término

Assim como um relacionamento pode passar por uma pausa planejada e estruturada (à la Pat e Celeste), o fim de um relacionamento também pode ser planejado e estruturado com ponderação. Às vezes, os laços devem ser totalmente rompidos, como no caso de abuso ou desonestidade. Os relacionamentos podem, muitas vezes, ser adaptados ou reinventados, o que é especialmente difícil se os parceiros tiverem expectativas convencionais para o relacionamento.

Seja ao término de um namoro ou em um divórcio litigioso, o fim de um romance costuma seguir roteiros previsíveis: tristeza, amargura e sentimentos de fracasso. Em contraste, Gwyneth Paltrow popularizou o termo "desacoplamento consciente", um conceito desenvolvido pela psicoterapeuta Katherine Woodward Thomas em seu livro de 2011 de mesmo título. O desacoplamento consciente é uma abordagem para terminar relacionamentos românticos com respeito mútuo e consideração pelo bem-estar emocional do parceiro.

O design relacional oferece uma maneira construtiva de não terminar, mas sim redefinir um relacionamento a fim de reduzir o conflito e, talvez, permitir o surgimento de uma nova conexão. Um bom exemplo de abordagem alternativa vem de Monique Murad, de 27 anos, uma orgulhosa integrante da comunidade Solo, convidada do meu podcast. Monique descreve o divórcio dela como "alegre e celebratório". Ela e o marido optaram por abordar a dissolução do casamento com amor e deliberação, tratando-se com respeito e gentileza durante todo o processo. Monique me explicou: "Ficamos de olho nesse objetivo até o fim... Também ficamos muito satisfeitos com o que realizamos". Eles continuam amigos.

Em vez de um afastamento, o design relacional pode ser usado para descobrir como redefinir a relação sem ressentimentos e talvez até sem envolver divórcio ou separação. Os parceiros podem abordar de forma colaborativa seus objetivos ou estilos de vida incompatíveis e redesenhar o contêiner do relacionamento para acomodar necessidades individuais. Por exemplo, os parceiros podem decidir dormir em quartos separados ou morar em cidades diferentes mantendo o relacionamento. Ou podem decidir abrir o relacionamento ou transformá-lo em uma parceria platônica de coparentalidade.

Quebrar regras é difícil. Criar algo novo é ainda mais difícil. Não são poucos os desafios de aplicar os princípios do design relacional para criar ou terminar um relacionamento, além do potencial para o fracasso. As taxas de fracasso nos relacionamentos já estão nas alturas.

Adotar os pilares do estilo de vida Solo reconhece a sua independência e o poder que você tem de definir seus relacionamentos. Fazer experimentos com o design relacional é uma prova de sua autossuficiência, de sua abertura para ser vulnerável e de sua confiança em seguir por um caminho pouco trilhado.

Experimente, avalie e siga tentando.

UMA CARTA DE AMOR SOLO

Robert, CEO/coach, Colorado, Estados Unidos

Dois anos atrás, tomei a decisão de me divorciar da minha esposa e criar uma vida nova para mim. Percebi que "o caminho" nunca daria certo para nós. A decisão envolveu várias camadas de complexidade, sentimentos e nuances, e não quero que pensem que foi uma decisão simples ou calculista. Foi um verdadeiro inferno. Eu não queria me divorciar, mas em certo ponto percebi que seria a única maneira de seguir em frente.

Durante esse processo, tive a sorte de poder adotar uma abordagem Solo que me permitiu assumir o controle das minhas experiências. Dei início a um processo que me empoderou a valorizar minha experiência pessoal e a impor limites saudáveis. Ouvir as histórias de outras pessoas e aprender sobre o movimento Solo me ajudou a criar um modelo para superar meu divórcio. Eu sabia que meu objetivo era não afundar na depressão e usar a vida nova que me foi dada como oportunidade para despertar.

Criei deliberadamente um design de como eu queria que fosse meu processo de divórcio e construí um sólido relacionamento de coparentalidade e pós-divórcio com minha ex. Descobri que, para mim, ser casado não é mais o objetivo. Pude ver que "o caminho" é limitado demais a um sistema de crenças que não pode ser "o caminho" para todos. Tive que superar a vergonha, a raiva, a frustração e a autocrítica para encontrar a paz com o empoderamento que criei para mim.

Pude ver que tenho mais valor do que apenas ser um provedor e não me sinto mais em dívida com o sistema que a cultura construiu ao meu redor. Lembro-me como se fosse ontem da liberdade que senti assim que dei início ao processo de divórcio. É verdade que senti dor, traição, tristeza, mas também me senti livre. Nem tenho palavras para expressar o valor desse sentimento de liberdade. O movimento Solo me ajudou a ver maneiras de usar essa liberdade para exploração e crescimento pessoal. A comunidade Solo também faz com que eu não me sinta sozinho. Quero que o Solo seja uma abordagem a ser ensinada às próximas gerações, como estou ensinando à minha filha. Quero que todos nós tenhamos o poder de escolher a vida que vivemos. Meu objetivo é ser um Solo: conectado e livre.

UMA CARTA DE AMOR SOLO

Monique, consultora de impacto social, Rio de Janeiro, Brasil

Tenho 27 anos, sou feliz no casamento e moro no Rio. Adoro dançar, escalar, nadar no mar e, o mais importante, estar com as pessoas de quem gosto. Tenho família e amigos espalhados pelo mundo. Eu me identifico como uma Solo, mas estou longe de estar sozinha.

Conheci meu ex-marido aos 18 anos, casei-me aos 23 e hoje estou separada e em processo de divórcio. Quando vejo essa trajetória, penso: fui feliz namorando aos 18, fui feliz casada aos 23 e, apesar de não ter sido fácil, sou divorciada e feliz aos 27. Quando digo "feliz", quero dizer que estive e estou satisfeita com cada uma das decisões que tomei com base nos meus valores e objetivos na época. Cada fase teve seus altos e baixos, o fácil e o difícil. Mas a parte mais difícil da jornada foi o divórcio. Meu marido e eu decidimos parar para refletir, analisar as dificuldades e valorizar o que temos de bom. Nem todos os dias são fáceis, mas celebrar algo é uma escolha, uma decisão que tomamos todos os dias. Se a escolha de nos divorciar foi o melhor para nós dois, nos libertando para resgatar o que o nosso relacionamento tinha de melhor e para redefinir o nosso futuro juntos, por que não dizer que estamos felizes fazendo isso? Sei que sou privilegiada por ter a liberdade financeira e social para poder reconhecer que o casamento, no sentido mais tradicional, não estava dando certo para mim e superar a vergonha para encontrar uma dinâmica que se encaixa no que eu quero. Aqui entra a importância de eu reconhecer e afirmar as decisões que tomei na minha vida.

Foi uma escolha deliberada voltar a ser solteira e, ao mesmo tempo, ser independente. Não me considero "solteira" no sentido convencional, mas alguém que escolheu pertencer a si mesma. Não pertenço a ninguém além de mim e nenhum amante ou amigo me pertence. Pode acontecer de pessoas contarem comigo, como amantes, amigos, família, até no trabalho, onde sou necessária, onde preciso delas, mas faço essas escolhas para que meu corpo, minha mente, minha vida continuem sendo meus.

Eu diria que namoro ativamente... comigo mesma, com amantes e amigos. Eu me identifico com estilos de vida que valorizam igualmente diferentes relacionamentos. Faço questão de investir ativamente na minha família, amigos e relacionamentos românticos e os priorizo, mas não com base nessas categorias. Hoje, meu objetivo é investir em dinâmicas de relacionamento que criem interdependências saudáveis, mas nunca mais vou pertencer a ninguém além de mim mesma.

10

Um modelo para uma vida fora de série

Quase trinta anos atrás, conheci Lisa Slavid em um cantinho do paraíso. Eu tinha acabado de me mudar de Nova Jersey para Santa Barbara, na Califórnia. Nada contra Nova Jersey. Muita gente adora viver lá, inclusive minha encantadora irmã, mas não é para mim. Eu sonhava em explorar o mundo. O Oeste americano. A grande Muralha da China. As Pirâmides de Gizé. Ainda não me considerava um Solo, mas já sentia o apelo de um princípio importante da filosofia Solo. Eu queria ter uma vida Solo fora de série. Esse desejo, que une todos os Solos, desde os "mais cedo ou mais tarde" até os "sem chance", me colocou em contato com uma alma gêmea que também estava se adaptando à vida no sul da Califórnia.

Lisa e eu formamos vínculos enquanto nos adaptávamos ao novo ambiente. No nosso primeiro emprego de verdade, fomos responsáveis por supervisionar uma residência estudantil na Universidade da Califórnia, em Santa Barbara. Recebemos a tarefa de organizar o caos: vinte e cinco funcionários e quatrocentos calouros em nossos respectivos dormitórios. Foi uma overdose de parenting.

Não foi fácil. Para extravasar, fazíamos longas caminhadas na praia e listas das dez "coisas que não são uma merda". Minha primeira amiga judia e lésbica, Lisa – que carinhosamente se referia a mim como um "bobão" –, me ensinou novas perspectivas, especialmente sobre as mulheres. Ela era uma boa pessoa e uma boa amiga.

Durante as nossas caminhadas, Lisa parava para desenhar na praia. Eu ia jogar basquete. Nossa vida também tomou rumos diferentes. Saí de Santa Barbara para fazer o doutorado em Ohio, enquanto Lisa ficou e foi promovida até assumir um cargo de diretora. Nós dois fizemos pausas para trabalhar no Semester at Sea, um programa de viagens no qual estudantes têm aulas em um cruzeiro que faz várias paradas ao redor do mundo. (Consegui realizar meus sonhos de caminhar pela Grande Muralha e ver o nascer do sol nas Pirâmides.) Acompanhei de longe, cheio de orgulho, ela transformar suas habilidades artísticas em uma charmosa série de cartoons chamada *Peadoodles*, que foi um grande sucesso.

Nós dois continuamos unidos pelo estilo de vida Solo.

Lisa teve uma parceira de escada rolante por um tempo, mas passou a maior parte da vida solteira e desenvolvendo os pilares Solo de completude, autossuficiência e não convencionalidade.

Com os 50 anos se aproximando, Lisa começou a sentir atritos na vida (a famosa crise da meia-idade). Um problema de saúde a levou a refletir sobre suas realizações e a contemplar o que ela ainda queria realizar. É como enfrentar uma "segunda montanha". Escalar uma segunda montanha é uma tarefa empolgante, mas difícil. A ideia da segunda montanha é que, depois de chegar ao topo – conseguindo um emprego seguro em uma universidade, por exemplo –, é difícil, mas enriquecedor, recomeçar do zero. Ao enfrentar outra subida longa e incerta, sempre há o potencial de deparar com um pico mais alto.

Uma segunda montanha pode implicar novos desafios profissionais, novos hobbies, novos amigos, uma nova cidade ou país, um divórcio ou todas essas opções.

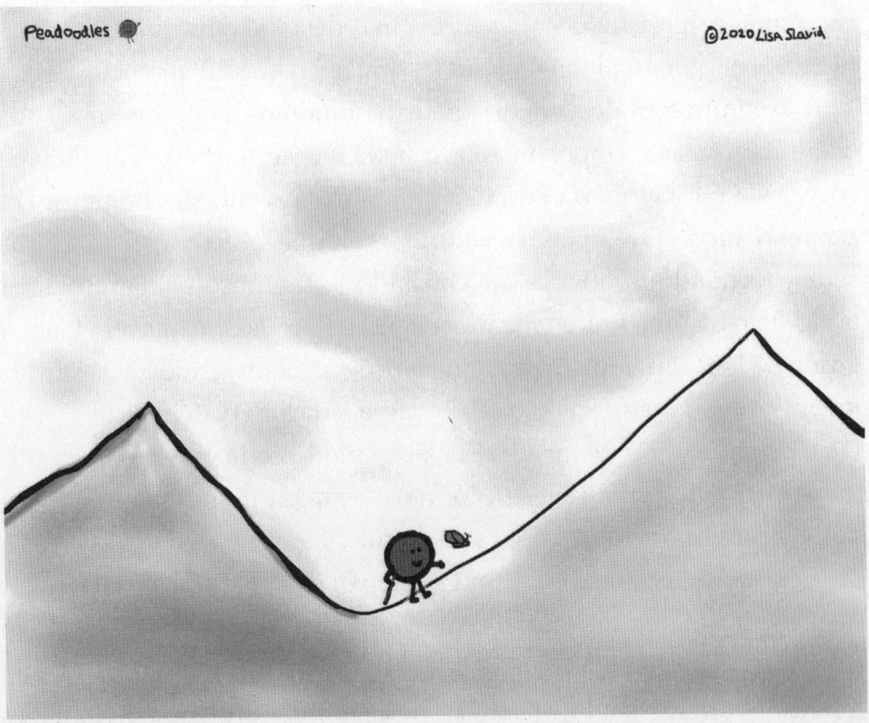

Figura 6: A Segunda Montanha de Lisa – *Peadoodles* (2020).

Lisa reduziu o horário de trabalho (e o salário) para se concentrar mais em seu negócio de arte e consultoria. Ela queria a liberdade de fazer mais coisas que lhe davam prazer em seus próprios termos, afastando-se da hierarquia de uma universidade. Esse período de teste resultou em sua decisão de aposentar-se antes, abrindo mão da pensão integral. Não foi uma decisão fácil antecipar a aposentadoria, mas foi motivada pelo desejo de realização pessoal e aventura. Ela organizou as finanças, mudou-se para um lugar menor, arranjou um colega de quarto para dividir as despesas e foi ser uma nômade digital enquanto mantinha a base em Santa Barbara.

Não sei como será a escalada de Lisa pela segunda montanha. Contudo, posso dizer que ela está vivendo uma vida mais rica e mais independente. Ela poderia facilmente ter passado mais quinze ou vinte anos no emprego, aumentado sua pensão, mas decidiu aproveitar essa oportunidade enquanto ainda é jovem (e, sim, acho que 50 anos é jovem).

A aventura fora de série de Lisa explorando os limites de suas habilidades artísticas e empreendedoras pode não ter o mesmo apelo para você. Essa é a beleza da coisa: os caminhos a seguir são infinitos. Por exemplo, uma pessoa pode encontrar a realização dedicando-se a uma causa, tornando-se ativista ou deixando para constituir família mais tarde. Não há uma única vida fora de série. Elas são incontáveis. Copiar a vida de Lisa seria um erro, assim como seria equivocado passar a vida inteira tentando satisfazer a tia Sally. Uma vida fora de série é uma questão de como você se sente em relação ao modo como passa seu tempo.

Se você quer uma reinvenção, uma segunda montanha, é interessante ter um modelo de bem-estar a título de referência.

Sai o chapéu de caubói. Entra o chapéu de professor.

A hierarquia de necessidades de Abraham Maslow é ensinada em cursos de introdução à psicologia e discutida em conversas de bar ao redor do mundo. Maslow postula que as pessoas buscam necessidades básicas (fisiológicas e de segurança) e, se conseguirem, progridem em direção a necessidades de ordem superior. Em seguida vêm as necessidades psicológicas (pertencimento/amor/prestígio/realização). No nível mais alto está a autorrealização, quando as pessoas, tendo satisfeito suas necessidades básicas, se concentram no crescimento pessoal, na criatividade e em alcançar seu verdadeiro potencial.[1]

Apesar de toda a popularidade, valor e apelo intuitivo, o modelo de Maslow tem imperfeições que modelos subsequentes de bem-estar tentaram resolver.

Maslow deu muita ênfase à hierarquia. Além de cuidar das necessidades básicas, a necessidade de atingir e manter todas as etapas anteriores para avançar não resiste a um exame minucioso. As pessoas

1. Nota do Autor: É interessante notar que Maslow não concebeu o modelo como uma pirâmide. Foram alguns consultores de gestão da década de 1960 que apresentaram o conceito nesse formato.

podem viver sua melhor vida mesmo sem ter prestígio, até mesmo sem conexões sociais (fatores indispensáveis para alcançar a realização no modelo de Maslow). Considere o pintor solitário impelido a criar sozinho em seu estúdio sem janelas, entra dia e sai dia. Ele pode nunca ficar famoso (pelo menos não em vida), mas mesmo assim pode estar vivendo sua melhor vida.

Especialmente no caso dos Solos, o modelo não representa bem a diversidade de experiências de uma pessoa, em diferentes países e diferentes culturas. Qual é a definição de uma boa vida nos Estados Unidos em comparação com a Coreia ou com a Nigéria? Ter um único caminho para subir na hierarquia é restritivo e não descreve os muitos caminhos que podemos seguir para ter uma vida fora de série. O topo da pirâmide metafórica varia de uma pessoa a outra. Um modelo que descreve a vida fora de série deve acomodar as diferenças nos desejos das pessoas e no que elas consideram ser uma boa vida aos 20, 50 ou 80 anos.

Meu pós-doutorado foi com Daniel Kahneman, ganhador do Prêmio Nobel que estava profundamente envolvido no tema do bem-estar quando fui a Princeton trabalhar com ele. Eu tinha um grande interesse pelo tema, que intriga os grandes filósofos há milênios. Danny me deixou usar seu escritório e tive a chance de trabalhar lado a lado com ele quando estava no campus. Em nossas conversas, me peguei refletindo sobre a minha própria jornada e questionando os estudos existentes.

A próxima geração de modelos foi melhor que o de Maslow em alguns aspectos e pior em outros. Pesquisas identificaram dois caminhos para o bem-estar: um deles é uma vida de emoções positivas. Uma vida de prazeres físicos e alegrias emocionais: risadas, tranquilidade, refeições saborosas, boas noites de sono, sexo – seja lá o que for. O outro caminho é uma vida com sentido. É comum as pessoas serem motivadas a fazer algo difícil para ajudar os outros. Esforços que prometem dar sentido à vida, como criar os filhos, curar o câncer ou convencer as pessoas a votar nas eleições, podem ser satisfatórios, mas muitas vezes exigem uma compensação, sacrificando as emoções positivas.

Esses novos modelos me pareciam restritivos demais – em parte porque eu estava muito satisfeito com a minha vida, mas a minha vida não se enquadrava nessas prescrições. Minha vida não era tão prazerosa nem tinha um sentido especial (ainda). Mesmo assim, eu levava uma vida fora de série, pelo menos na minha opinião. E vamos combinar que essa é a única opinião que importa.

Eu queria criar meu próprio modelo. Minhas conversas com Danny me levaram a mergulhar no trabalho de Martin Seligman, um dos fundadores do movimento da psicologia positiva. Sua pesquisa destaca que o bem-estar não é um conceito que se aplica da mesma forma a todas as pessoas. Havia mais camadas, mais texturas do que apenas prazer e sentido. Seligman ampliou os caminhos para uma vida fora de série. Algumas pessoas querem curar o câncer, outras querem ficar bilionárias e outras querem se dedicar à vida monástica. Algumas pessoas abandonarão essas empreitadas para constituir família, enquanto outras escolherão transitar por diferentes esferas da vida. O trabalho de Seligman constitui um ingrediente importante do modelo que desenvolvi. Em seu livro *Florescer*, Seligman apresenta cinco caminhos para o nosso bem-estar: emoção positiva, engajamento, relacionamentos, sentido e realização.

O outro ingrediente foi fornecido por Scott Barry Kaufman, psicólogo e autor de *Transcend: The New Science of Self-Actualization* (algo como "Transcendência: a nova ciência da autorrealização"). Ele revisa a teoria de Maslow expandindo seu escopo para incluir vários outros caminhos para o bem-estar.

Scott apresenta a metáfora do veleiro. O brilhantismo da metáfora do veleiro está em sua capacidade de acomodar a versatilidade e a autonomia de cada pessoa, resolvendo um grande problema da hierarquia de Maslow. Um elemento-chave da metáfora do veleiro é a capacidade das pessoas de traçar um rumo em qualquer direção. Para fazer isso, elas precisam de um casco resistente, a fim de evitar que o barco vire em águas agitadas, e uma grande vela, para capturar o vento e se mover com rapidez e agilidade pelos mares (apesar de, algumas vezes, a vela estar abaixada, como acontece quando adoecemos, ficamos desempregados ou passamos por uma desilusão amorosa).

Agora imagine um oceano com bilhões de veleiros, alguns parados, outros navegando de vento em popa e outros que, infelizmente, afundaram.

O modelo base-florescer

Inspirado na ideia de Maslow de que há necessidades básicas a serem satisfeitas antes de avançarmos para objetivos de ordem superior, desenvolvi o modelo Base-Florescer a fim de orientar as pessoas em direção à vida fora de série. Scott e eu usamos elementos diferentes para o casco (que ele chama de segurança) e para a vela (que ele chama de crescimento). Eu me refiro a eles como *base* e *florescer*, respectivamente.

A base

As pessoas que têm o privilégio de contar com uma boa saúde, estabilidade financeira e uma comunidade têm uma base sólida na vida (um casco robusto).

1. *Saúde*: o bem-estar físico e mental é crucial para uma vida fora de série. Uma base sólida inclui técnicas para melhorar o sono, a dieta e o condicionamento físico. Pode incluir também muito empenho para lidar com alguma dor crônica, vícios, traumas e os problemas de saúde mental associados.
2. *Estabilidade financeira:* ter estabilidade financeira é primordial, especialmente para os solteiros. Estar livre de dívidas e ter uma renda estável proporciona liberdade para buscar paixões e interesses. Para chegar lá, reduza despesas desnecessárias, comece a economizar e invista no futuro. Observação: resista à tentação de comprar um veleiro.

3. *Comunidade:* estudo após estudo demonstra que os vínculos sociais estão entre os melhores indicadores do bem-estar. Encontrar sua "cara-metade" não é o único caminho. Cultivar relacionamentos saudáveis com familiares, amigos e colegas é fundamental para ter uma base sólida. Construir uma rede de apoio robusta – grande ou pequena – é essencial para neutralizar os riscos de uma vida Solo.

O Relatório Global da Felicidade de 2009, desenvolvido por John Helliwell e outros pesquisadores, utilizou dados do Levantamento de Valores Globais e outras fontes para examinar o bem-estar em países de todo o mundo. Os pesquisadores descobriram que seis fatores explicavam 75% da variação no bem-estar. Quatro deles são relacionados aos elementos necessários para construir uma base sólida: 1) expectativa de vida saudável, enfatizando o valor da boa saúde; 2) PIB per capita, ilustrando o papel da estabilidade financeira; 3) liberdade para escolher o que fazer da vida, reforçando a influência da estabilidade financeira; 4) apoio social, demonstrando a importância da comunidade; 5) generosidade; e 6) percepções de corrupção.

A vida é repleta de desafios e obstáculos imprevistos. Estabelecer uma base sólida em termos de saúde, estabilidade financeira e comunidade não é pouca coisa. Para muitas pessoas, garantir os elementos básicos da vida ocupa a maior parte de sua atenção.

Florescer

O veleiro tem uma grande vela se a pessoa estiver vivendo uma vida com propósito, engajamento e/ou emoção positiva. Uma vez estabelecida uma base sólida, os Solos podem se concentrar em abraçar uma identidade e atividades associadas de artista, atleta, cientista, empresário, voluntário, servidor público, a tia ou o tio legal ou quaisquer outros papéis relacionados a propósito, criatividade ou prazer.

1. *Propósito*: a busca por desafios que envolvem mais que os próprios objetivos individuais é a marca registrada de uma vida fora de série e cheia de propósito. O propósito tem duas categorias: 1) sentido: servir ou fazer algo pelos outros (por exemplo, adotar um filho, trabalhar como voluntário em um abrigo para pessoas em situação de rua, contribuir para o movimento Solo); ou 2) realização: criar algo maior do que você mesmo para si mesmo (por exemplo, abrir um negócio, ganhar um Oscar, correr a primeira ou a quinquagésima maratona).
2. *Engajamento:* uma vida fora de série pode envolver atividades criativas que mobilizam seu interesse e o mergulham em um estado de fluxo. Engajar-se em atividades relacionadas à arte, à ciência ou aos negócios – que requerem habilidades de resolução de problemas e criatividade – pode levar a um profundo senso de satisfação.
3. *Emoção positiva:* cultivar a felicidade e outras emoções positivas é pessoalmente gratificante e pode ser uma fonte de inspiração para os outros. Uma vida fora de série não precisa ser só esforço e dificuldades; também pode ser usufruída.

Os caminhos que as pessoas escolhem para florescer podem mudar com o tempo. Uma vida fora de série aos 20 anos pode não ser a mesma aos 50 ou 80 anos. Até o pessoal da escada rolante pode mudar de foco, por exemplo, do parceiro aos filhos e de volta ao parceiro quando os filhos saem de casa.

A mesma atividade pode ajudar as pessoas a florescer de maneiras diferentes. Por exemplo, aprender a cozinhar pode servir para unir a comunidade ou ajudar a alimentar pessoas em um abrigo para pessoas em situação de rua (sentido), ou abrir um restaurante e conquistar uma estrela Michelin (realização), ou preparar uma refeição deliciosa (emoções positivas), ou engajar-se em um desafio criativo que induz ao fluxo (engajamento).

Buscar uma vida com propósito, criatividade e prazer, tudo ao mesmo tempo, é exaustivo. Entretanto, uma coisa não exclui a outra. A mesma atividade pode satisfazer vários requisitos ao mesmo tempo. Por exemplo, o Tough Mudder, um desafio de resistência que envolve uma pista de obstáculos de até 20 quilômetros, pode ser orientado à realização e, ao mesmo tempo, ser um evento beneficente (sentido). Abrir um negócio pode ser orientado à realização, mas também ser uma empreitada criativa envolvente. Trabalhar como voluntário em um abrigo para animais abandonados pode ser emocionalmente gratificante, levando a emoções positivas pela alegria de ajudar os animais, ao mesmo tempo que serve a um propósito maior, contribuindo para o bem-estar da comunidade.

Eu sou o cara que mistura as metáforas. Lisa está escalando uma segunda montanha e o Solo é o capitão do próprio veleiro. Agora, proponho que você se torne um construtor naval e crie um casco forte para si mesmo. Vamos começar a fazer isso nos próximos dois capítulos.

UMA CARTA DE AMOR SOLO

Jordan, líder de igualdade, diversidade, inclusão e bem-estar, Londres, Reino Unido

Fiquei solteira em 2014, depois de finalmente deixar meu namorado abusivo de quatro anos e a empresa que o ajudei a administrar. Aos 28 anos, quando todos os meus amigos estavam noivando, comprando casas e alcançando o sucesso profissional, me vi sozinha, desempregada, sem renda nem casa e com a autoestima e a saúde mental no fundo do poço.

Mergulhei de cabeça em tudo que os aplicativos de namoro e os bares e clubes de Londres têm a oferecer a pessoas na casa dos vinte anos. Foi uma fase divertida que me ajudou a ter uma atitude positiva em relação à vida e me deu uma sensação de liberdade que eu havia passado anos sem sentir ao lado de um parceiro controlador. Só que, com o tempo, as ressacas frequentes, as conversas repetitivas sobre namoro e o aumento de peso devido a todo o consumo de álcool e a péssima dieta que acompanha esse estilo de vida começaram a parecer menos divertidos e a não valer o tempo nem o dinheiro que consumiam. Percebi que precisava começar a viver com mais deliberação e propósito. Melhorei minha dieta, deletei os aplicativos e comecei a me exercitar, fazer voluntariado, fazer terapia e ampliar meu círculo social. Dei início à minha transformação de solteira a Solo.

Mais ou menos dois anos de terapia depois, eu tinha um novo emprego, mais amigos, atuava no conselho de uma instituição de caridade, corri uma meia maratona e comecei a estudar meio período para tirar meu diploma de mestrado, um sonho de longa data. Senti que minha vida passou um tempo fora dos trilhos em razão do meu relacionamento abusivo e que eu não apenas consegui "recuperar o tempo perdido" como estava crescendo além desse ponto para uma versão nova e mais incrível de mim mesma; uma versão que faz o que for necessário para realizar seus sonhos.

UMA CARTA DE AMOR SOLO

Angela, diretora de comunicações, Baltimore, Maryland, Estados Unidos

Acho que, no fundo, sempre fui uma Solo sem saber. Digo "sem saber" porque nunca vi exemplos positivos desse tipo de vida na mídia ou na minha família. Meus pais morriam de dó de um tio solteiro e sem filhos e eu nunca entendi por quê. Para mim ele era *o melhor*.

Um dia, depois de muito tempo jogada no sofá, infeliz e confusa com meu triste destino como mulher solteira, uma chave virou na minha cabeça. Grande parte da minha insatisfação com a vida vinha das expectativas da sociedade, não dos meus próprios desejos. Lembrei como eu me sentia livre aos 20 anos e por que essa sensação de liberdade me levou a resistir a namorar. Eu não queria restringir as oportunidades que a vida me apresentava. Mergulhei de cabeça em tudo que pude encontrar de Bella DePaulo, Shani Silver, Lucy Meggeson e Peter

McGraw. Planejei minha espetacular vida de solteira, mesmo sem o compromisso de ficar solteira para sempre.

Aí veio a pandemia.

Parei de beber (nunca bebi muito, mas me sinto muito mais saudável sem beber), me interessei pelo pensamento budista (principalmente pelos ensinamentos de Pema Chödrön), comecei a me expressar artisticamente (considerando que não estudei para isso, até que não sou tão ruim assim). Estava muito feliz com a minha vida.

Meus maiores problemas com o estilo de vida Solo são: (i) meus pais se preocupam comigo e estão tristes por não ter netos (minha irmã nunca quis ter filhos e eu era a única esperança deles); e (ii) eu adoraria ter alguém para dividir o aluguel comigo. Mas a maioria das pessoas da minha idade não está em busca de colegas de quarto. Seria legal morar em um tipo de república quando todo mundo começar a se divorciar. Acho que isso seria o ideal para mim. Sinceramente, não faz sentido para mim morar com um parceiro romântico/sexual. Acho que o romance e o sexo são muito mais excitantes quando envolvem saudade e mistério. Não consigo entender como as pessoas conseguem manter o romance e a tensão sexual morando com um parceiro. Acho que as amizades são mais estáveis em termos de afeto e eu adoraria tomar café da manhã todo dia com amigos em vez de um parceiro romântico.

11

A base

As sábias palavras de Lao Tzu – "Uma jornada de mil quilômetros começa com um único passo" – nos lembram de que construir uma base sólida para uma vida Solo é uma jornada. Passos pequenos e constantes constroem uma base firme de saúde, estabilidade financeira e comunidade que é indispensável para a autossuficiência e o ponto de partida para o florescimento. São os três pilares de um tripé, cada um dos quais forma uma base para uma vida fora de série. Na presença desses três elementos, você poderá enfrentar os desafios da vida com equilíbrio e elegância.

Para os Solos, uma base sólida é imprescindível. Construir uma base não apenas livra você da dependência de um parceiro, como também promove a confiança e a resiliência. É importante reconhecer que cada pessoa tem as próprias circunstâncias e privilégios, de modo que a jornada varia dependendo da pessoa. Estou longe de ser um especialista no assunto; meu objetivo aqui é encorajar você a tomar medidas para construir uma base sólida para a sua vida.

Então, vamos colocar nossos tênis de caminhada metafóricos e embarcar nesta jornada empoderadora em direção ao vigor, à prosperidade e à conexão. Como você verá, daremos também passos literais.

Vigor

"Uma pessoa saudável quer mil coisas. Uma pessoa doente quer uma coisa só." Esse ditado revela como a saúde é fundamental para viver bem; é a base sobre a qual todas as outras aspirações são construídas.

Meus pais enfrentaram enormes problemas de saúde. Minha mãe era uma mulher orgulhosa (no bom sentido) e determinada, mas teve muitos problemas de saúde, principalmente nos últimos anos. Enfrentou problemas relacionados à saúde mental, dores crônicas e uma enorme solidão. Ela morreu cedo, aos 69. Meu pai foi um homem tranquilo e gentil. No entanto, sua natureza indomada o levou a fazer escolhas que acabaram prejudicando sua saúde. Ele foi um fumante inveterado, bebia demais, não se exercitava e a única refeição que o vi preparar foi um sanduíche. Morreu de câncer aos 54 anos.

Sempre que enfrento dificuldades na vida, pergunto: "Estou priorizando a minha saúde?". Essa pergunta me motiva a agir. A história dos meus pais demonstra a importância da saúde na jornada de um Solo. O que eles viveram serve como um triste lembrete de que, sem a saúde, não temos como usufruir dos prazeres da vida e passamos a depender dos outros. Investir na saúde empodera os Solos a serem autossuficientes, confiantes e resilientes. Além disso, é muito bom ser saudável.

Dito isso, não sou um profissional da saúde. Não estou aqui para dar conselhos de saúde. Você vai precisar consultar profissionais. Mas posso lhe dar um empurrãozinho. Então, aqui vamos nós!

Descanso e recuperação

Você tem o hábito de cuidar do seu sono?

Danny Kahneman diria brincando que dá para saber o nível de felicidade de uma pessoa perguntando se ela está dormindo bem. Você dorme melhor quando a vida é boa, e a vida é boa quando você dorme melhor. Na verdade, o sono é um superpoder fundamental para o bem-estar mental, físico e emocional.

Priorizar o sono. Ao adotar o estilo de vida Solo, o descanso e a recuperação têm uma importância especial. Tanto a qualidade quanto a quantidade do sono têm papel vital na regulação emocional, na função cognitiva e na saúde física. Sua meta deve ser entre sete e nove horas de sono de boa qualidade. Comece criando o hábito de ir para a cama sempre no mesmo horário, inclusive nos fins de semana. Uma boa dica é agendar o sono da mesma maneira como você agenda suas tarefas no trabalho ou uma consulta no dentista.

Criar um ambiente favorável ao sono. Comece silenciando seu quarto, escolhendo a temperatura perfeita e reduzindo a iluminação. Quanto mais escuro melhor. Eu uso uma máscara de dormir para ajudar nessa tarefa. Não economize em um bom colchão e travesseiros adequados a você. Por fim, e não menos importante, tire a TV do quarto e não deixe o (maldito) celular por perto. Afinal, a cama deve ser um refúgio exclusivo a duas atividades: dormir e "dormir" com alguém.

Desacelerar. Não é só o tempo na cama que importa. O que você faz antes de ir para a cama também importa. Eu uso a regra do 3-2-1 para desacelerar. Três horas antes de ir para a cama, paro de comer (essa regra também ajuda se você tiver a tendência de comer demais tarde da noite). Duas horas antes de ir para a cama, limito a ingestão de água para não acordar às 4 da manhã para ir ao banheiro. Uma hora antes de ir para a cama, desligo todas as telas e dispositivos digitais. Migro para as mídias analógicas: discos de vinil, diários, blocos de notas, livros e faço alongamento. Se você estiver começando a pegar no sono com este papo, melhor ainda!

O cansaço é um estado agudo de fadiga que pode ser remediado com algumas boas noites de sono. O esgotamento, por outro lado, é um estado crônico de fadiga que requer mais do que sono para se recuperar. Requer longos períodos de descanso e recuperação (e pode exigir um profissional de saúde). Você pode nem saber como seria uma vida livre do cansaço porque os humanos são muito bons em se convencer de que é "normal" viver se sentindo um lixo. Isso não é vida.

Sair de férias é um bom começo – especialmente um bom tempo de férias, envolvendo muito contato com a natureza. Pesquisas demonstram que passar um tempo em ambientes naturais reduz o estresse, reduz a pressão arterial e melhora o humor. Quando foi a última vez que você andou descalço na grama ou na areia? Que nadou em um lago? Que fez uma trilha no mato?

Descansar a mente

Imagine Jerry Seinfeld, de pernas cruzadas, olhos fechados, em meditação profunda. Por mais ridículo que possa parecer, o ícone da comédia pratica meditação desde a década de 1970. Enquanto os outros saíam para almoçar durante as gravações de *Seinfeld*, ele meditava, ao que ele credita o fato de ter sobrevivido a nove anos de trabalho exaustivo em um dos sitcoms mais populares já produzidos.

A meditação é uma prática antiga que treina a mente para ser mais presente, mais focada e menos exposta a uma constante montanha-russa. Exames de imagiologia cerebral mostram que os monges tibetanos que praticam horas de meditação por dia têm o cérebro mais feliz do mundo. Não é fácil meditar; é preciso praticar para ficar bom. Também é interessante encontrar o tipo certo de meditação para você. Eu gosto muito da *meditação da bondade amorosa*. Espalhe amor e boas vibrações por toda parte repetindo mentalmente desejos positivos e intenções benevolentes para si mesmo e para os outros (até para aquele colega chato que vive roubando comida da geladeira do escritório). Minhas práticas de bondade amorosa têm me ajudado muito quando colegas acadêmicos criticam minhas decisões.

Combustível

Longe vão os dias dos nossos ancestrais caçadores-coletores e até dos nossos ancestrais agrários, que viviam preocupados em obter comida para sobreviver. Hoje, o mundo ocidental sofre do problema oposto. Nossa preocupação passou da escassez para as complexidades de comer demais, com frequência demais e do jeito errado. O risco de obesidade é tão grande que qualquer esforço dedicado a controlar o peso terá um retorno significativo sobre seu investimento de tempo, energia, dinheiro e a renúncia do prazer de comer.

Sei que pode ser muito chato ler sobre alimentação em um livro sobre solteiros, mas a nutrição é um componente fundamental da autossuficiência. Ser autossuficiente não envolve apenas independência financeira; requer também cuidar de suas necessidades básicas, e a alimentação é a necessidade mais básica possível. Você sabe preparar uma refeição saudável do zero, sem usar ingredientes processados?

Encher a despensa de miojo pode ser a piada típica associada aos solteiros inveterados, mas tem um quê de verdade nessa brincadeira. Calculei que, em um ano, só nas férias da faculdade, sobrevivi à base de trezentos sanduíches de pasta de amendoim com geleia. Comer comida de verdade em vez de alimentos ultraprocessados traz inúmeros benefícios, incluindo melhorias no humor e mais energia. Além disso, pessoas que costumam comer fora tendem a consumir mais calorias e alimentos menos nutritivos. Assim, para os Solos que desejam construir uma base de autossuficiência, é essencial aprender a preparar e desfrutar de refeições nutritivas.

Para alcançar um equilíbrio saudável entre qualidade e quantidade, é importante consumir alimentos integrais e ricos em nutrientes, ao mesmo tempo que pratica o controle das porções e a alimentação consciente, com atenção plena. Termino com uma palavrinha sobre o álcool: faz muito mal e é caríssimo. Se você tem o hábito de beber, tente mudar o consumo de regular e trivial para raro e especial. Reserve a bebida para ocasiões especiais, como comemorar o fim do endividamento. Se você não bebe, meus mais sinceros parabéns!

Movimente-se

O hábito de caminhar salvou minha vida. Mais de dez anos atrás, eu estava viajando pelo mundo fazendo pesquisas para meu primeiro livro, dando vários cursos e me esforçando para publicar artigos de pesquisa. Ah, e eu tinha uma namorada. Peguei um vírus grave o suficiente para me desacelerar, mas não grave a ponto de me deixar de cama. No fim do dia, tudo que eu conseguia fazer era assistir à TV e comer fast-food para me animar, o que fazia eu me sentir ainda pior. A doença durou semanas.

Eu estava infeliz. Em uma noite fria de novembro, pensei: "Chega!", me arrumei e fui dar uma volta pelo bairro. O ar fresco e a caminhada acelerada me fizeram me sentir um pouco melhor. Repeti a caminhada na noite seguinte, e na próxima, e na próxima. Em pouco tempo, eu já estava de volta ao normal. Atribuo os créditos àquela caminhada diária, que mantenho até hoje.

Caminhar é um exercício muitas vezes ignorado, mas incrivelmente eficaz. É acessível, de baixo impacto e pode ser facilmente incorporado à rotina, seja caminhando para o trabalho, dando um passeio na hora do almoço ou só andando pela vizinhança.[1] Caminhar é só a metade da solução. A outra metade é fazer seus músculos funcionarem. Michael Joyner, médico e pesquisador, diz: "Movimente seu corpo todos os dias. Às vezes é muito difícil". Há um universo inteiro de halteres, faixas elásticas, exercícios com peso corporal e outros movimentos funcionais que ajudam na saúde metabólica, na perda de peso e no combate à perda muscular relacionada à idade (que tem o nome assustador de sarcopenia). Ganhar massa muscular é essencial para manter a autonomia física. Pense nisso como um investimento na

1. Os seres humanos foram feitos para andar – e andar muito. Os caçadores-coletores andavam algo entre doze mil e vinte mil passos por dia. Segundo os especialistas, dez mil passos por dia é uma boa meta. Um americano caminha, em média, menos de cinco mil passos. Meus amigos Solos, ouçam o meu conselho: caminhem pelo menos dez mil passos por dia para manter a saúde e a independência.

sua independência de longo prazo. Observação: leva anos para ganhar massa muscular – seja persistente e paciente.

Faça caminhadas intensas, natação vigorosa, ciclismo, remo, corrida, kickboxing ou aulas de ginástica em grupo para elevar a frequência cardíaca e deixá-lo sem fôlego. Inclua atividades divertidas em sua rotina, como tênis, ioga, pilates, dança, escalada, stand up paddle, tai chi ou cuidar do jardim. Você pode usar essas atividades não só para melhorar a saúde física, mas também como uma maneira de socializar.

Está com baixa energia, lesionado ou se recuperando de um treino intenso? Meu amigo Charlie Merrill me ensinou o treino "movimente-se e divirta-se". Basta escolher exercícios leves a moderados que você gosta de fazer. Você pode gostar de exercícios ao ar livre. Apesar dos riscos de envelhecimento e câncer de pele, um pouco de exposição solar é vital para o bem-estar. A vitamina D, sintetizada pela exposição ao sol, tem papel vital na manutenção da saúde.

Combinando boa alimentação com uma rotina de exercícios, você poderá cuidar de si mesmo até pelo menos os seus 80 anos. Tire um momento para se imaginar daqui a trinta, quarenta ou até cinquenta anos. O que você vê? Ao visualizar o futuro, considere os possíveis riscos que acompanham o envelhecimento, como o aumento da probabilidade de cair. Os riscos são altos: quadris quebrados, mobilidade reduzida e uma grande redução na qualidade de vida, e tudo começa com os hábitos que você começou a cultivar anos antes. Comece a treinar pensando nos 80. Para o alto e avante!

Prosperidade

O dinheiro é um tema pesado. Só consegui ter estabilidade financeira aos 40 e confesso que nem sempre me sinto financeiramente seguro. Em um mundo feito para dois, os Solos enfrentam um caminho sinuoso de desafios para navegar pelas questões que envolvem estabilidade financeira e finanças pessoais.

A vantagem do dinheiro e de ser solteiro é a gama de opções. A mobilidade inerente à vida Solo apresenta amplas oportunidades, desde se aventurar fazendo um bico até se mudar de cidade ou de país para conseguir o emprego dos sonhos, sem precisar conciliar suas decisões com os desejos e as necessidades de um parceiro. Além disso, ter o controle total sobre as escolhas financeiras evita o desgosto de descobrir que seu parceiro está torrando as suas economias para pagar dívidas de jogatina ou fazer compras.

O dinheiro não resolverá todos os problemas, mas resolverá as questões financeiras. Vejamos o exemplo de Anita Dhake, que abriu mão do emprego de 40 horas semanais aos 30 anos com a dupla estratégia de poupar e investir. Com a sabedoria de uma pessoa muito mais experiente, Dhake vê o dinheiro como um caminho para a liberdade. Ter dinheiro nos livra de romances que nos fazem mal. Ter dinheiro nos livra de situações negativas na vida. Ter dinheiro no banco permite fazer mudanças na vida, talvez para escapar de um relacionamento abusivo ou só para curtir a solitude. O dinheiro é uma proteção contra chefes abusivos, hostilidade ou injustiça no trabalho. Ter dinheiro lhe dá confiança para enfrentar comportamentos ou ações inadequadas no trabalho e pedir demissão, se necessário.

Os solteiros não podem contar com a renda do parceiro, o que faz com que seja crucial ter bons hábitos financeiros. Estabilidade financeira inclui ter uma reserva de emergência, uma boa alimentação, um plano de saúde e um lugar adequado para morar – o básico para ser seu próprio pai ou mãe.

Saindo do vermelho

Pegue uma folha de papel ou abra uma planilha e crie duas colunas. Liste seus ativos (por exemplo, o valor da sua casa, poupança, carro, ações) na primeira coluna e seus passivos (por exemplo, dívidas de cartão de crédito, empréstimos estudantis, financiamento da casa, financiamento do carro, seguros) na segunda. Subtraia seus passivos dos ativos e você saberá se o seu patrimônio líquido é positivo ou negativo (no vermelho).

Se você estiver no vermelho, a primeira tarefa é saldar as dívidas mais caras, ou seja, as que têm os juros mais altos. Concentre-se nas dívidas de cartão de crédito e nunca entre no rotativo. Nunca deixe de pagar uma fatura; isso destrói seu score de crédito e os juros vão transformar seu orçamento em uma canoa furada. Concentre-se em quitar primeiro as dívidas com as taxas de juros mais altas. Não tenha medo de ligar para os credores e pedir para reduzir as taxas de juros ou ajudá-lo de alguma outra forma a saldar a dívida. E tome muito cuidado com consolidadores de dívidas fraudulentos.

Depois de controlar a dívida rotativa do cartão de crédito, é hora de criar uma reserva de emergência. A maioria dos especialistas sugere poupar para viver sem renda por pelo menos seis meses, mas, como um Solo, sugiro aumentar essa meta para pelo menos nove meses. Pode parecer uma meta ambiciosa, mas é uma medida prudente para garantir estabilidade e segurança, especialmente considerando que um solteiro não pode contar com a ajuda financeira de um parceiro. Mantenha em mente que a sua reserva de emergência é para ser usada só em caso de emergência (daí o termo). Se você se pegar com vontade de usá-la para viajar, abra uma caixinha de férias.

Ser solteiro costuma envolver considerações financeiras diferenciadas. Por exemplo, a maior flexibilidade financeira abre para os solteiros a possibilidade de explorar vários caminhos para a diversificação de rendimentos ou investimentos. Contudo, os solteiros também precisam ficar de olho nas despesas e na poupança, uma vez que podem não contar com a ajuda do parceiro para dividir as despesas ou dar uma ajuda em caso de dificuldade. Por falar em despesas, algumas delas podem parecer inocentes, mas têm o potencial de corroer sua poupança. Por exemplo, gastos frequentes com bebidas alcoólicas, comer fora, delivery de refeições e até o cafezinho com pão na chapa na padaria se acumulam com o tempo. Adote a arte do faça você mesmo, seja cozinhando ou fazendo pequenos reparos na casa. Isso não apenas poupa dinheiro como também pode se tornar um hobby interessante.

Conscientize-se das forças culturais e psicológicas que levam as pessoas a tomar decisões de compra equivocadas. Uma dessas forças é achar que, se o vizinho tem, você também precisa ter. Querer ter um carro melhor só porque um vizinho ou parente tem um carro melhor é uma péssima razão para comprar um carro melhor. Outra força psicológica em jogo é a adaptação hedônica, que é a tendência dos seres humanos de se adaptar rapidamente às mudanças em suas circunstâncias, especialmente as positivas. Essa tendência pode nos ajudar a enfrentar eventos adversos, mas, quando se trata de mudanças positivas, leva a um fenômeno conhecido como *esteira hedônica*. Basicamente, a sua situação melhora, mas a sua felicidade não apresenta um aumento correspondente. Isso acontece porque você se adapta rapidamente às melhorias e começa a procurar algo ainda melhor. Por exemplo, você pode estar feliz com o seu carro novo, mas, devido ao fenômeno da esteira hedônica, não vai demorar para você se adaptar ao carro novo e começar a sonhar com um carro melhor. Carros são objetos caríssimos e implicam custos adicionais – seguro, manutenção, estacionamento, para citar apenas alguns. Se você tiver como caminhar, usar o transporte público e pegar carona, garanto que é muito melhor. No entanto, se absolutamente precisar de um carro, compre um usado confiável e econômico e pare de achar que um carro novo fará você mais feliz. Vai acontecer, mas só até aquele cheirinho de carro novo passar.

Por fim, vale a pena examinar a pressão cultural da casa própria. Muita gente sonha em ter a casa própria, mas essa não é necessariamente a melhor opção para todos, especialmente para os solteiros. Uma casa própria acarreta custos contínuos, como manutenção, seguro residencial e impostos sobre a propriedade. Além disso, os imóveis nem sempre valorizam tanto quanto outros investimentos. A casa própria também tem muitos custos ocultos, como cortar a grama, desentupir as calhas e consertar telhados. Os solteiros também podem acabar tendo cômodos que não usam com frequência, como garagens, quartos de hóspedes e uma pia dupla no banheiro da suíte. Por fim, os custos fixos de comprar, vender e mobiliar uma casa são altos. Só para recuperar esses custos, seria necessário ficar morando no imóvel por pelo menos cinco anos.

Há cada vez mais alternativas de moradia para solteiros, como co-living, studios e repúblicas, que podem ser mais adequadas e econômicas que a casa própria tradicional. Mas eu sou suspeito para falar. Adoro morar em apartamentos. E não vejo problema em dividir a casa com outras pessoas.

Poupar dinheiro reduzindo as despesas é só metade da equação. A outra metade consiste em aumentar a renda pedindo um aumento, mudando de emprego, fazendo bicos e investindo para obter uma renda passiva. Se o seu empregador não oferece um plano de previdência privada empresarial, é importante fazer uma aposentadoria privada e pagar o INSS. O melhor preditor de uma aposentadoria financeiramente robusta é começar cedo e poupar até doer.

AS DEZ REGRAS FINANCEIRAS DE HAROLD POLLACK

Harold Pollack, professor da Universidade de Chicago, escreveu as famosas regras a seguir para administrar as finanças pessoais:

1. Maximize as suas contribuições para a previdência privada empresarial oferecida pela sua empresa.
2. Compre fundos mútuos baratos e diversificados com vencimento no ano em que você planeja se aposentar.
3. Nunca compre ou venda um título individual (ou seja, ações). A pessoa do outro lado da mesa sabe mais do que você sobre essas coisas.
4. Poupe 20% da sua renda.
5. Pague a fatura total do seu cartão de crédito todos os meses.

6. Maximize seus investimentos em veículos de poupança com benefícios fiscais.
7. Preste atenção às taxas de administração. Evite investir em fundos ativos.
8. Exija que os consultores financeiros se comprometam com um padrão de ética fiduciária.

É muito comum se esquecer da recomendação número 8. Minha planejadora financeira, Amy Gibb, a famosa "Money Amy", recebe com base em honorários e se compromete em me dar conselhos que sejam do meu interesse (ou seja, o padrão de ética fiduciária) porque ela é remunerada por tempo, não por uma porcentagem dos meus investimentos. É assim que ela elimina qualquer conflito de interesses.

Não deixe de encontrar a sua Money Amy!

Comunidade

Mesmo se não tiverem, ou não quiserem, sua "cara-metade", os melhores solteiros cultivam uma comunidade diversificada e vibrante, com mais amigos e maior envolvimento social que os casados.

O termo "tribos urbanas" foi cunhado por Ethan Watters para descrever uma espécie de rede de apoio (a família escolhida) que ele testemunhou entre os amigos. Os integrantes da tribo urbana adiavam marcos tradicionais da vida, como casar-se e ter filhos. Eles viviam em grande parte entre amigos. Sua observação foi posteriormente corroborada por um estudo de Elyakim Kislev publicado em 2020 no *Journal of Social and Personal Relationships*, que demonstrou que os solteiros que estão satisfeitos com suas amizades são menos inclinados a procurar um parceiro romântico. O estudo sugeriu que amizades gratificantes podem satisfazer as necessidades individuais de apoio emocional, companheirismo e engajamento social, reduzindo a necessidade de encontrar um relacionamento romântico.

Os Solos podem alocar tempo e energia para fortalecer os laços familiares, cultivar amizades e participar ativamente de atividades comunitárias. Um sistema de apoio social pode ser constituído por familiares, amigos, parceiros românticos, colegas e membros da comunidade, incluindo clérigos, outros congregantes e vizinhos. Além disso, uma comunidade forte pode envolver vários profissionais, como médicos, consultores financeiros, faz-tudos e até um barbeiro ou cabelereiro.

Os Solos podem recorrer a terapeutas ou life coaches para obter orientação. Meu terapeuta de longa data, carinhosamente conhecido como O Poeta, graças à sua linhagem que remonta a William Butler Yeats, tem me ajudado muito. Um relacionamento conturbado com minha mãe, além do fardo de eu ser seu único cuidador a distância, estava me deixando profundamente infeliz. Com a ajuda do Poeta, consegui resolver essas questões.

Ao buscar um terapeuta ou life coach, é importante encontrar alguém em quem você possa confiar e com quem se sinta à vontade. É fundamental informar-se quanto a sua especialização, pois conhecimentos e abordagens são variáveis entre terapeutas e coaches. Não hesite em procurar o ajuste certo, mesmo se isso implicar uma primeira consulta com vários profissionais diferentes, e perguntar sobre a metodologia utilizada (sugiro até usar listas de verificação). E tome cuidado; alguns terapeutas podem, sem querer, forçar a narrativa tradicional dos relacionamentos. É importante encontrar um profissional que respeite e apoie sua opção de viver como um Solo e que possa oferecer orientações adequadas a esse estilo de vida. Se necessário, dê este livro ao seu terapeuta, o que traria o benefício adicional de me ajudar a manter minha segurança financeira.

Amigos fora de série

No século XX, o termo "família escolhida" ganhou destaque na comunidade LGBTQ+, na qual as pessoas muitas vezes formavam famílias com base em valores e experiências compartilhadas, especialmente diante da rejeição da família biológica.

Tanto para solteiros quanto para pessoas que estão em um relacionamento, uma rede social diversificada de amigos é indispensável para satisfazer as necessidades e os desejos. Reduza a pressão sobre uma única pessoa e maximize a compatibilidade escolhendo o amigo certo para a atividade certa. Por exemplo, você pode ter diferentes amigos para se divertir, para pedir conselhos ou para chorar em momentos difíceis. Julie é uma ex-vizinha que se tornou uma grande amiga quase vinte anos atrás (também é coapresentadora convidada frequente no meu podcast). Depois de cerca de vinte convites para noites de jogos, Julie me pediu para não convidá-la mais. Sem problema. Faço as minhas noites de jogos sem ela, embora ela continue sendo uma parceira ideal de caminhada.

Um amigo fora de série pode ser definido por três qualidades essenciais. Para começar, a pessoa agrega valor à sua vida e vice-versa. Isso inclui carinho, apelo e interesse mútuo, garantindo que as duas pessoas fiquem em uma situação melhor tendo a outra em sua vida. Em segundo lugar, um amigo fora de série é confiável; ele é ponta firme, só dá o cano quando justificado e não revela os seus segredos a ninguém. Por fim, um amigo fora de série pratica a compersão (ou seja, ele não tem ciúmes nem inveja). Ele celebra seus sucessos e lamenta seus fracassos com você. Um amigo da onça, por sua vez, tem inveja dos seus sucessos e comemora seus fracassos.

Friedrich Nietzsche acreditava que a amizade tem papel crucial no desenvolvimento pessoal. Os amigos podem conhecê-lo melhor do que você mesmo. Nietzsche atribuiu isso a dois fatores principais:

- **Perspicácia**, ou a capacidade de perceber e compreender coisas complexas e não óbvias, permitindo que os amigos apresentem percepções singulares sobre seu caráter e suas ações. A distância entre vocês lhes permite observar aspectos da sua vida que você mesmo pode não perceber. Eles são próximos, mas não próximos demais.

- **Honestidade** é a disposição dos amigos de compartilhar suas opiniões com você, inclusive aquelas que você não quer ouvir. Bons amigos não mentem para agradar; são autênticos e abertos um com o outro. Essa honestidade pode criar situações difíceis, como quando um amigo começa a namorar um canalha.

Pode não ser fácil lidar com essas situações, mas um bom amigo se esforça para manter o equilíbrio entre estar "amorosamente próximo e permanecer respeitosamente distante", como escreveu Nietzsche.

Apesar de sua proeminência e importância, a amizade nos Estados Unidos enfrenta um declínio preocupante, especialmente entre os homens. Quando questionadas sobre o número de amigos próximos, as mulheres registraram um declínio, com 10% afirmando não ter amigos próximos. O padrão é pior para os homens. Apenas 15% dos entrevistados do sexo masculino relataram ter dez ou mais amigos, enquanto a porcentagem dos homens sem amigos próximos aumentou de 3% para 15%. Caramba!

Melhorar as conexões e construir uma comunidade dá trabalho:

- *Seja um amigo fora de série*: a melhor maneira de receber é dar o que você deseja receber. Melhore a vida das pessoas, seja íntegro e não seja ciumento nem invejoso.
- *Seja vulnerável*: formar vínculos requer um nível de abertura e vulnerabilidade. Expresse gratidão às pessoas que fazem a diferença em sua vida e seja franco ao declarar suas intenções quando quiser ser amigo de alguém. Isso ecoa os princípios Solo de conexão autêntica e autoconsciência.
- *Cultive as amizades*: entre em contato com velhos amigos ou repare relacionamentos desgastados. Reflita sobre seus conhecidos atuais e faça um esforço para cultivar relacionamentos positivos, ao mesmo tempo que se afasta com elegância dos relaciona-

mentos que não se adequam mais a você. O design relacional é especialmente útil aqui.

- *Seja um participante ativo*: aceite os convites e participe de vários eventos. Se um evento não lhe agradar, saia antes. Se o evento for interessante, fique e mergulhe na experiência.
- *Organize encontros sociais*: seja o iniciador organizando eventos, happy hours ou encontros casuais, como uma noite de jogos ou uma partida de boliche. Criar ambientes onde as pessoas possam interagir informalmente ajuda na formação de vínculos. Pela minha experiência, as pessoas curtem uma boa festa temática.
- *Participe de grupos e workshops*: participe de encontros, workshops ou clubes que se alinhem aos seus interesses. Envolva-se em atividades pelas quais você é apaixonado, o que o aproximará de pessoas que pensam como você.
- *Contribua para a comunidade por meio de mentoria ou voluntariado*: ofereça seu tempo e experiência participando de programas de orientação ou serviço comunitário. (Ou o contrário, pedindo a alguém para ser seu mentor.) Isso não apenas o ajuda a retribuir como também o conecta um grupo diversificado de pessoas.

Construir relacionamentos e cultivar uma comunidade é uma empreitada enriquecedora, mas delicada, que requer abertura e vulnerabilidade. Ao alinhar esse processo com os princípios fundamentais da vida Solo, você poderá criar redes de amizade e apoio que melhorarão a vida de todos os envolvidos.

Com a idade, pode ser mais difícil fazer amizades e você pode ter que se empenhar mais. Cercar-se de outros não convencionalistas facilita quebrar as convenções também.

Um herói anônimo da comunidade Solo é um pet. Dos solteiros americanos, 65% têm um animal de estimação. Os pets podem ser indispensáveis para uma vida Solo saudável e plena. Basta perguntar a todos os solteiros que vivem felizes cercados de gatos.

Para investigar por que as pessoas têm animais de estimação, conduzi uma pesquisa com 250 donos de pets – principalmente cães e gatos, tanto solteiros quanto vivendo em parceria. Os entrevistados foram questionados sobre suas razões para ter um animal de estimação, seu relacionamento com o animal e como o pet afeta seu estilo de vida. Surgiram algumas disparidades interessantes.

Quando questionados sobre a principal razão para ter um animal de estimação, as respostas incluíram companheirismo, amor/felicidade, sentido/propósito, proteção e outros. Curiosamente, os solteiros tiveram mais chances de responder que tinham um pet pela companhia (67% em comparação com 44% de pessoas com parceiros), enquanto as pessoas com parceiros gravitaram mais em torno do amor/felicidade (47% em comparação com 25% dos solteiros). Os solteiros foram mais propensos a descrever seus pets como parceiros (80% contra 63% dos não solteiros) e 78% admitiram que provavelmente ou definitivamente escolheriam seu animal de estimação a um potencial parceiro.

Tendo construído o casco do nosso veleiro com uma base sólida trabalhando para desenvolver nossa saúde, estabilidade financeira e conexões, chegou a hora de abrir as velas para navegar pelos mares da vida Solo. No próximo capítulo, vamos explorar como os Solos podem florescer e navegar pelas ondas da vida.

UMA CARTA DE AMOR SOLO

DJC, às vezes trabalha em marketing na área da saúde, Suíça

Se ao menos...

Quantas vezes eu já ouvi isso? "Ah, Danny... *se ao menos* você encontrasse alguém para se casar, você seria tão mais feliz!" Recebi de garçons recomendações de sobremesa mais úteis do que parentes e amigos querendo que eu viva a vida deles.

Juro que até tentei. Tentei mesmo. Fui a encontros às cegas. Speed dates. Mas não consegui me encaixar nesse estilo de vida prescrito. Hoje, anos depois, ainda bem que me mantive fiel a quem eu sou! De repente só fui teimoso, ou tive sorte, ou finalmente tomei coragem para dar um salto e trilhar por outro caminho. Só sei que larguei meu emprego corporativo, mudei-me para as Montanhas Rochosas e lancei uma revista de música. Eu me vi deliciosamente fora da minha zona de conforto, cercando-me profissional e pessoalmente de pessoas que encorajavam um sistema de crenças do tipo "você vai ser feliz se viver a vida que quer".

Vamos avançar mais alguns anos. Ainda sou um Solo e me orgulho da minha vida fora de série. Namorei mulheres maravilhosas, tive desilusões amorosas e parti um ou dois corações. Meu passaporte tem carimbos de países que eu nem sabia que existiam e tive aventuras que, espero, teriam deixado o Anthony Bourdain orgulhoso. Meus contatos do WhatsApp são diversos em muitos aspectos, e sou um excelente fotógrafo, guitarrista e professor de ioga certificado. Fundei uma ONG na África Ocidental, fiz voluntariado em uma selva trabalhando em projetos de conservação de gorilas e morei em uma praia espanhola para aprender espanhol e melhorar meu bronzeado. Amo minhas sobrinhas, sobrinhos e afilhados de paixão. Sou um filho, irmão, amigo, confidente e mentor estimado. Posso não ser a alma da festa, mas certamente agrego valor a qualquer festa.

Em termos financeiros, poupei sistematicamente, mas livre das pressões que podem acompanhar a vida com um parceiro. A vida Solo me permite fazer pausas prolongadas no meu trabalho em marketing na área da saúde, seja para tentar novos empreendimentos ou só para passar um tempo vendo jogos de beisebol com o meu pai. A vida Solo me permite viajar quando e para onde eu quiser. Tenho uma rede de amigos para conversas profundas, apoio e socialização e, mesmo assim, acredito que ser Solo me impeliu a criar e manter uma rede maravilhosa e gratificante de relacionamentos.

Para mim, ser Solo é uma parte de quem eu sou. Todo mundo merece uma jornada gratificante, não importa o caminho que escolher na vida. Fico verdadeiramente feliz pelas pessoas que escolhem o caminho do casamento e/ou dos filhos. E sei que, como um Solo, me desenvolvi e experimentei a vida de um jeito diferente, como deveria ser.

Se ao menos todo mundo tivesse a oportunidade de traçar sua própria vida fora de série...

UMA CARTA DE AMOR SOLO

Shahreen, médica, Houston, Texas, Estados Unidos

Ser Solo é priorizar nosso bem-estar pessoal, construir nossa identidade fora de qualquer relacionamento e buscar desenvolver força e tranquilidade em nós mesmos.

Cresci em uma família religiosa do Sul da Ásia, com grande ênfase no casamento. Segui o caminho prescrito até o início da idade adulta. Tornei-me médica, casei-me e tive dois filhos. Depois de dezesseis anos de união, meu casamento chegou ao fim. O divórcio foi amigável, mas doeu muito.

De volta ao mercado com mais de 40 anos nas costas, mergulhei nas desventuras do mundo do namoro. Aprendi que os relacionamentos, por si só, não podem nos dar uma vida plena e, com o tempo, passei a ter esperança de um futuro melhor e mais brilhante como uma Solo. Minha liberdade e meu desejo de criar uma nova vida me inspiraram a me desenvolver mais do que nunca. Abordo cada dia com curiosidade e otimismo. Desenvolvi novos hobbies e retomei hobbies antigos. Voltei a andar de bicicleta depois de mais de vinte anos. Pretendo viajar mais, aprender dança de salão e desenvolver meu lado artístico. Minha transformação para Solo alimentou minha paixão pela vida e tudo que ela tem a oferecer.

Minhas opiniões sobre a amizade também evoluíram. Foi como se os amigos deixassem de ser figurantes e passassem a ser coadjuvantes no filme da minha vida, e a intimidade que crio com eles é muito mais gratificante. Hoje as amizades são mais importantes para mim do que os relacionamentos românticos, porque é a amizade que constrói a base de qualquer relacionamento pessoal. Aprendi a valorizar as pessoas pelo que são, e não pelo papel que elas têm na minha vida.

A desvantagem de ser uma Solo é que, às vezes, pode ser solitário. Contudo, essa solidão pode nos impelir a nos estimular e fortalecer nossos relacionamentos. A solidão também pode inspirar a criatividade e descobri que tive minhas melhores ideias em períodos de solidão.

Dizem que não há nada como estar em um relacionamento para crescer. Outros dizem que não há nada como estar solteiro para crescer. Acho que não há nada como a mudança para crescer. Seja embarcando em um novo relacionamento, subindo ao altar, vivenciando a dissolução de um relacionamento ou enfrentando as estações e a evolução da vida de casal ou de solteiro, uma coisa é certa: você vai crescer. É o nosso compromisso com o nosso crescimento que nos permite enfrentar as dificuldades, nossos medos mais profundos e correr riscos. É o nosso compromisso com o nosso crescimento que nos empodera.

12

Florescer

Na faculdade, conheci o conceito grego de *arete*. Na Grécia antiga, *arete* representava a realização do pleno potencial de uma pessoa, incluindo excelência, virtude e caráter, tanto da mente quanto do corpo. Pense no "atleta acadêmico", que combina intelecto e habilidade física.

Entrei na vida acadêmica porque adorava a efervescência intelectual da vida universitária, além do apelo de um emprego seguro. Trabalhar no mundo acadêmico é como ser um funcionário público – com salários e benefícios confiáveis se você conseguir entrar –, só que em geral tendo que se dedicar mais à carreira. Minha vida dos 20 aos 40 anos foi preenchida com pesquisas, análises estatísticas e a empolgação das descobertas científicas. Mas eu também saía escondido do laboratório para malhar na academia e participar de competições esportivas. Busquei o atletismo porque eu era competitivo e curtia a camaradagem. Além disso, sou vaidoso, e gostava do corpinho que os exercícios me davam.

Gosto de brincar que, considerando as minhas origens – filho de uma mãe Solo que precisou batalhar muito para pôr comida no prato dos filhos e vindo de uma família na qual poucas pessoas foram à faculdade –, tudo me levava a ser gerente de uma locadora de automóveis. Especialmente à medida que escalava a montanha acadêmica, minhas origens humildes fizeram com que cada pequena conquista parecesse monumental e me motivaram para me empenhar por conquistas maiores. O sucesso era estimulante e levou a um ciclo virtuoso, criando novas oportunidades.

Meu foco começou a mudar aos 40 anos, quando descobri os prazeres da criatividade. Comecei a me identificar como uma pessoa "criativa" e flexibilizei minha agenda para me voltar a essa nova empreitada. Criei o hábito de acordar cedo para passar horas escrevendo em cafés, uma atividade que me colocava cada vez mais em estado de fluxo. Eu gostava de resolver enigmas, seja elaborando frases esotéricas ou descobrindo o que torna as coisas engraçadas. O trabalho criativo beneficiou minha carreira e levou a momentos nos quais o tempo deixa de existir.

Com o tempo, as realizações acadêmicas e atléticas não perderam o encanto, mas a importância, quando encontrei o movimento Solo. Descobri que minhas ambições não precisavam se limitar a louros profissionais ou vitórias esportivas. Hoje faço meu trabalho mais significativo. Sou obcecado em ajudar minhas irmãs e irmãos solteiros.

Talvez você esteja satisfeito com a maneira como está florescendo. Entretanto, talvez você esteja pronto para começar um novo capítulo da sua vida. Tendo construído uma base sólida, você pode experimentar, mas espero que em breve você seja impelido pelos ventos do propósito, do engajamento ou das emoções positivas (ou alguma combinação deles).

Propósito

Lisa Lampanelli passou por uma transformação incrível. Ela começou sua carreira na stand-up comedy na década de 1990, ganhando fama rapidamente pelo estilo ousado e autodepreciativo. Imagine Lampanelli no auge da carreira: atrevida, descarada e lançando insultos afiados com seu jeito desinibido. O palco era seu campo de batalha e a sagacidade, sua arma. Lampanelli tornou-se uma convidada frequente no programa *Comedy Central Roasts*, tirando sarro de celebridades como

David Hasselhoff, Pamela Anderson e Flava Flav. Ela conquistou o título de a "Rainha da Maldade".

Agora imagine uma cena totalmente diferente: Lampanelli, tranquila e transbordando empatia, diante de uma plateia não para zombar, mas para motivar; não para ridicularizar, mas para inspirar. Ela se cansou de usar as palavras para criticar as pessoas. Trocou as farpas por um manto de defesa à saúde mental, à positividade corporal e ao autoaperfeiçoamento. Sua metamorfose espetacular começou com um insight em 2018. Ao confrontar e lidar com seus desafios pessoais, ela os transformou em histórias comoventes de crescimento e redenção. Ao fazer isso, ela encontrou um propósito mais profundo em sua vida. Tendo reinado sobre um império de risadas, hoje ela está construindo um legado repleto de propósito e sentido. A "Rainha da Maldade" evoluiu para se transformar na "Rainha do Propósito".

Uma vida com propósito pode servir como uma espécie de escudo psicológico: a depressão e a ansiedade parecem menos assustadoras para pessoas que têm um forte senso de propósito. Encontrar um propósito também facilita criar e manter vínculos mais fortes. Foi o que aconteceu comigo. O projeto Solo me expôs a pessoas novas e maravilhosas com quem fiz amizades profundas, e o projeto ajudou a criar uma comunidade de solteiros que antes se sentiam isolados. Junte-se a nós!

Sentido

Uma vida com sentido é uma vida com propósito que beneficia as pessoas ao fazer algo difícil que não diz respeito apenas a você. Uma jornada que transcende as necessidades pessoais pode envolver dedicar um tempo a uma causa humanitária ou sem fins lucrativos, como o Corpo da Paz. Uma vida significativa também pode manifestar-se em uma busca para resolver grandes problemas por meio da investigação científica, como erradicar doenças. Pode envolver ajudar as pessoas a atingir seu potencial por meio de educação, coaching ou mentoria. Você pode encontrar um propósito ajudando regiões atingidas por desastres naturais, defendendo políticas sociais que promovam a equidade ou inspirando as pessoas por meio da arte, da literatura ou da música. Para outras pessoas, organizar eventos comunitários para promover a união, cuidar da mãe ou pai idoso ou constituir família são atividades que dão sentido à vida.

Realização

Uma vida marcada por realizações é uma vida com propósito que o beneficia quando você faz algo difícil que não diz respeito apenas a você. As realizações podem ter uma má reputação, muitas vezes vistas como objetivos egoístas – sobretudo quando se trata de pessoas que buscam ganhar dinheiro sem propósito algum além de enriquecer ou buscam conquistar o mundo (literalmente). Em muitos casos, fazer algo que não diz respeito apenas a você é uma excelente maneira de florescer por meio do crescimento pessoal ou profissional.

A realização se concentra em enfrentar desafios pessoais. Pode envolver dominar uma habilidade ou assunto complexo, como programação ou aprender uma língua, ou ultrapassar seus limites físicos treinando para uma maratona ou ultramaratona. A jornada pode envolver um avanço acadêmico tirando um diploma superior ou certificação profissional. As realizações também podem se dar no domínio das artes e da cultura. Imagine o grande desafio de se tornar um comediante de stand-up. Atividades empreendedoras, como abrir e desenvolver um negócio, enquadram-se nessa categoria, bem como objetivos baseados em aventuras, como o alpinismo. Participar de competições, concluir projetos ambiciosos como construir uma casa ou tornar-se um polímata também são empreitadas orientadas à realização.

A realização é um caminho para muitas pessoas buscarem uma existência melhor, com mais propósito em seu dia a dia. A jornada em direção à realização costuma ser marcada pelo crescimento e desenvolvimento pessoais. A busca pelo sucesso envolve desenvolver novas habilidades, superar desafios e sair das zonas de conforto. O processo geralmente leva a mais autoeficácia e autoestima.

Vamos dar uma olhada em um exemplo real de uma pessoa que transformou desafios em realizações fora de série. James Warner, consultor de TI e um Solo orgulhoso de Denver, é o caçula de sete filhos. A família dele chegou a passar um tempo em situação de rua, enfrentou insegurança alimentar, violência, alcoolismo e vício em drogas. Ele conta: "Levei dos 20 até os quase 40 anos, mas consegui abrir um caminho para sair da pobreza".

Para comemorar o quadragésimo aniversário, ele encarou dois grandes desafios relacionados à aparência física e inteligência. Embarcou em uma empreitada de um ano para se apresentar em stand-up comedy e em uma competição de fisiculturismo (não no mesmo dia). A incursão no fisiculturismo foi um sucesso e ele ficou em quinto lugar na divisão aberta de pesos pesados. A breve carreira como comediante foi igualmente bem-sucedida; ele venceu uma competição amadora e conquistou um trabalho remunerado em uma apresentação na semana seguinte. Os gregos antigos ficariam orgulhosos.

Warner, um sujeito divertido e autodepreciativo, vê a vida como um álbum de recortes: "Quero reunir o máximo de experiências legais que puder antes de sair do palco da vida". Se Warner estivesse na escada rolante do relacionamento, acho que ele não teria conseguido incluir nem a comédia nem o fisiculturismo em seu álbum de recortes. Não seria difícil imaginá-lo saindo de casa para puxar ferro na academia ou para se apresentar em um clube de comédia tarde da noite enquanto seu marido reclama: "Amor, você vai sair *de novo*??".[1]

---

1. A atitude de Warner em relação ao romance se encaixa na visão dos Solos do tipo "talvez": "Não sei o que o universo me reserva em relação a um relacionamento amoroso, mas pode ter certeza de que não vou ficar esperando para ver. Se quiser vir comigo na minha jornada Solo, vá para a beira da estrada, mostre o polegar e vou tentar desacelerar o tempo suficiente para você embarcar".

Os solteiros são pioneiros. Contam com uma flexibilidade e mobilidade que fazem deles uma força de inovação absolutamente formidável. Eles não têm o peso de todos os custos de oportunidade que os casados costumam carregar, o que lhes confere a liberdade de fazer importantes contribuições para o mundo se quiserem. Os empreendedores, especialmente os solteiros, podem abrir um negócio para melhorar a vida das pessoas. As pessoas envolvidas em grandes empreitadas como a erradicação de doenças – ou até pessoas que espalham alegria por meio de livros, poesia e música – precisam ter liberdade para trabalhar muito, pois seu trabalho gera benefícios significativos para a sociedade.

A busca pela realização também tem grandes implicações sociais. As realizações muitas vezes requerem trabalho em equipe e colaboração, levando ao desenvolvimento de habilidades sociais e relacionamentos. Reconhecer e celebrar as realizações dos outros pode fortalecer os laços sociais, aumentar a colaboração e contribuir para um senso de pertencimento e coletividade.

Preste atenção ao que naturalmente desperta o seu interesse. Quais são os temas que o energizam quando você fala sobre eles? Onde você consegue ver uma lacuna que gostaria de preencher? Muitas vezes, é nesses espaços que você vai encontrar seu senso de propósito.

O propósito é um grande motivador para aproveitar a vida ao máximo, mas uma vida vivida em busca de um propósito é como procurar o Santo Graal – uma missão nobre, mas que o expõe a ataques de dragões:

- **Desequilíbrio.** Não é fácil ter tudo – trabalho, família, vida social, interesses pessoais. No entanto, se você for solteiro, terá mais espaço de manobra nesse departamento.
- **Expectativas.** Tome cuidado com as sombras da incerteza e da ansiedade associadas à perspectiva de sucesso e ao medo do fracasso. Mesmo fazendo tudo "certo", ainda podemos ficar aquém de uma meta. Esse dragão também se alimenta da

decepção resultante do fracasso. Buscar a realização muitas vezes requer validação externa, o que coloca a sua felicidade nas mãos dos outros. Basta perguntar a qualquer autor que julga o sucesso de um livro com base nas vendas.

- **Sacrifício.** A busca de propósito envolve custos e custos de oportunidade. Buscar realizações ou sentido costuma envolver trocar prazeres imediatos pela perspectiva de realização. Criar um filho, por exemplo, pode proporcionar um senso de realização imensurável, mas muitas vezes envolve estresse, ansiedade e noites em claro. A realização pode exigir longos períodos de empenho e atenção. Se o sucesso fosse fácil, todo mundo conseguiria. As chamas desse dragão podem causar burnout.

Engajamento

Sísifo, personagem da mitologia grega famoso pela astúcia, quebrou as regras e foi punido pelos deuses. Foi condenado a empurrar uma rocha colossal montanha acima. A ideia de sua punição era ser uma tarefa fútil e interminável. Sempre que Sísifo se aproximava do cume, a pedra escorregava de suas mãos e rolava montanha abaixo, tornando seu esforço aparentemente sem propósito. Ele recomeça a tarefa, trabalhando por toda a eternidade. Mas e se os deuses se enganaram ao atribuir essa punição? E se Sísifo estivesse feliz com a tarefa?

Albert Camus foi obcecado em encontrar a liberdade em um mundo que considerava, em grande parte, desprovido de sentido. Nascido em 1913 na Argélia, Camus testemunhou os horrores da guerra e do sofrimento humano. A luta violenta pela independência em seu país natal intensificou sua desilusão. As dificuldades de crescer na pobreza, a perda precoce do pai e a luta contra a tuberculose agravaram sua visão da aridez e da arbitrariedade da vida.

Com seu estilo único de otimismo, Camus viu o ato de Sísifo não como um exercício fútil, mas como uma maneira de viver uma vida fora de série. Não é o resultado que importa, mas o processo, no qual as pessoas podem buscar engajamento, encontrando satisfação em atividades aparentemente rotineiras, estando totalmente presentes e criando desafios.

Camus apresenta sua perspectiva em seu ensaio *O Mito de Sísifo*. Em vez de focar o resultado – atingir o cume –, o engajamento se refere ao desafio de buscar atingir o cume. Há liberdade na busca contínua e nos desafios enfrentados. Camus sugere que a jornada sempre apresenta oportunidades. Conclui o ensaio com a famosa frase: "É preciso imaginar Sísifo feliz", consolidando o argumento de que o engajamento é o ato de viver, criar e rebelar-se contra deuses injustos.

Os Solos que conseguem ver oportunidades em tarefas aparentemente inúteis dão a si mesmos a chance de mudar de perspectiva. É pelo engajamento que podemos encontrar satisfação na natureza repetitiva de determinadas tarefas. Isso pode ser espelhado na vida cotidiana, encontrando o engajamento em atividades que consideramos triviais. Quais tarefas de Sísifo em sua vida têm potencial para o engajamento? Quais medidas você poderia tomar para ser como Sísifo, encontrando felicidade e engajamento na jornada, não no destino?

"Fluxo" é um termo da psicologia que descreve um estado de imersão completa em uma atividade. O tempo parece desaparecer e o senso de identidade se funde à ação. O fluxo ocorre quando a pessoa fica tão absorta em uma tarefa que todo o resto parece desaparecer. Esse conceito foi formulado pelo psicólogo Mihaly Csikszentmihalyi, que observou: "Os melhores momentos da nossa vida não são os momentos passivos, receptivos e descontraídos. Os melhores momentos geralmente ocorrem quando o corpo ou a mente são levados ao limite, em um esforço voluntário para realizar algo difícil e válido".

O engajamento na vida pode assumir muitas formas. Você pode querer escrever, explorando a criatividade ou investigando eventos históricos. Pode querer aprender uma nova língua, com suas ricas complexidades. Outros gostam de pintar, criando uma experiência envolvente com cores, formas e texturas. A programação apresenta um caminho para resolver problemas, enquanto o atletismo ou exercícios fundem o esforço físico com o foco, induzindo um estado de fluxo. Empreender requer um enorme foco, desde a concepção até a execução, enquanto a análise de dados pode engajar a mente por completo. Dominar um instrumento musical ou compor músicas, cuidar do jardim ou testar novas técnicas culinárias também pode levar a essa experiência imersiva.

Um estudo de 2022, realizado por Chang e outros pesquisadores e publicado em *Leisure Sciences*, revela o potencial terapêutico do engajamento em atividades complexas, porém envolventes, conhecidas por induzir um estado de fluxo, como uma maneira de mitigar a solidão. O estudo oferece uma solução tangível e, mais importante, viável para a solidão – mergulhar em atividades estimulantes que facilitem entrar no estado de fluxo. Esse engajamento ativo é similar aos atletas que entram "em alfa" ou aos artistas imersos em sua arte.

Gosto de perguntar aos amigos e aos ouvintes do meu podcast: "Você está vivendo no limite?". Um aspecto fundamental do fluxo é equilibrar habilidade e desafio. Uma atividade fácil demais é chata, ao passo que uma atividade desafiadora demais gera ansiedade. O fluxo é alcançado quando o desafio em questão corresponde ao nível de habilidade (Figura 7). É por isso que os melhores atletas e músicos dão o seu melhor nos maiores palcos. O fluxo não se restringe a realizações grandiosas, mas permeia a vida cotidiana. Por exemplo, quando você está absorto em um livro cativante, o mundo ao redor pode se dissolver. Ao resolver um quebra-cabeça complexo, você pode intensificar seu foco a ponto de o tempo parecer distorcido. Hobbies como jardinagem também trazem serenidade e foco.

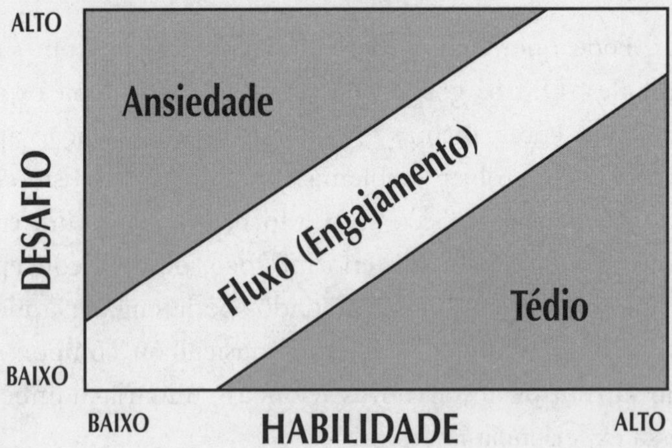

Figura 7: O modelo do fluxo de Mihaly Csikszentmihalyi mostra a associação entre o nível de habilidade (eixo x) de um indivíduo e o desafio de uma tarefa (eixo y). A habilidade e o desafio certos resultam em um estado de fluxo (Csikszentmihalyi, 1990).

O fluxo envolve uma fusão de ação e consciência. Os estados de fluxo podem estar associados a uma tarefa orientada a um objetivo, mas também marcados pelo desejo de realizar algo na tarefa em si. Envolvem micrometas e feedback imediato, o que contribui para a sensação de progresso mesmo em pequenas tarefas, como a escolha de palavras no caso de um escritor ou uma única pincelada no caso de um pintor.

Eu tenho um ditado: "Crie mais do que consome". Na busca pelo fluxo e pelo crescimento pessoal, apresento uma proposta ousada: aspire ser um criador. Poucas pessoas optam por trilhar o caminho da criação, que pode abranger uma ampla gama de atividades propícias ao fluxo. Agora, segue um aviso. Tenho outro ditado para quem coloca suas criações no mundo: "Tão difícil de criar, mas tão fácil de criticar...".

Emoção positiva

Algumas pessoas trabalham para viver. Eu vivo para trabalhar.

Minha vida estereotipada como americano que prioriza o trabalho a todo o resto começou com a necessidade de sobreviver. Enfrentando desafios de instabilidade financeira e moradia desde criança, minha solução foi trabalhar feito um camelo para sair da situação. Essa mentalidade, aliada à ideia ingênua de que eu poderia me tornar professor universitário, me levou a me lançar nos grandes desafios acadêmicos. Se eu soubesse como é difícil ter sucesso acadêmico, provavelmente teria me contentado em ser funcionário público. Por sorte, a aposta se pagou.

Refletindo sobre a minha sorte e a minha tendência a trabalhar demais, Caleb Warren, um amigo e colaborador, me perguntou: "Como vai ser a sua vida nos próximos três a cinco meses? Três a cinco anos?". Eu não fazia ideia de como responder a essa pergunta. Eu trabalho todo dia. Minha agenda vive cheia de coisas para fazer. Eu não tiro férias. Sim, estou florescendo com o projeto Solo, escrevendo, fazendo meu podcast, dando palestras, ensinando e conduzindo pesquisas acadêmicas. Mas de que adiantam todos esses sacrifícios – as noites de sábado que passo trabalhando – se eu não usar meu sucesso para curtir a vida (que, aliás, já passou da metade)?

Uma vida fora de série não precisa ser uma vida feliz. Contudo, uma vida feliz costuma ser uma vida fora de série. O filósofo grego Aristóteles argumentou que *eudaimonia* – que costuma ser traduzido como "felicidade", mas uma tradução mais precisa seria "florescer" ou "viver bem" – é o bem maior que todas as atividades humanas deveriam almejar. A escola "hedônica", representada por filósofos como Epicuro, por outro lado, centra-se em buscar o prazer e evitar a dor como os principais impulsionadores da felicidade. Epicuro enfatizou os prazeres simples da vida, como amizades, conversas intelectualmente estimulantes e uma vida modesta. No contexto moderno, isso pode se traduzir em encontrar alegria em encontros sociais, dedicar-se a hobbies ou tirar férias para recarregar as baterias.

A experiência de emoções positivas (e a eliminação de emoções negativas) traz inúmeros benefícios, desde melhorar a saúde até estimular a criatividade e aumentar a capacidade de lidar com o estresse. A gama de emoções positivas que podemos sentir em um único dia é vasta, cada uma delas com características e efeitos diferenciados. Os prazeres sensoriais, como rir vendo uma comédia, a empolgação de uma aventura, o deleite de uma comida deliciosa e a euforia da música e da dança, estimulam uma série de respostas emocionais positivas. Essas experiências nos permitem interagir com o ambiente, criando momentos memoráveis que geram alegria e satisfação. Prazeres emocionais como deleite, alegria, curiosidade, imaginação, diversão e amor são fundamentais para o nosso repertório emocional.

As emoções são fontes de informação, nos ensinando como nos comportar no futuro. Biologicamente, algumas emoções decorrem do nosso passado evolutivo. Por exemplo, o prazer resultante de brincar de fazer cócegas é a base da comédia. O toque físico e a intimidade também têm raízes na nossa biologia, promovendo um senso de conexão e pertencimento que são essenciais para a nossa sobrevivência. As influências culturais também moldam consideravelmente nossas experiências emocionais. A admiração sentida durante uma apresentação em público ou a alegria da vitória de uma equipe são exemplos de como contextos culturais e subjetivos podem afetar as nossas emoções. Rituais e costumes específicos, como celebrar aniversários e feriados, podem evocar sentimentos de felicidade e união. Talvez até chás revelação.

Sexo e preferências

É importante reconhecer a importância de uma vida sexual saudável e satisfatória e enfrentar as barreiras culturais e sociais que podem atuar como impedimentos. Mais do que isso, para quem valoriza o sexo, é essencial vê-lo não como uma mera gratificação dos desejos, mas como uma excelente fonte de emoções positivas.

De acordo com "as regras", as pessoas que formam uma parceria conquistam o direito de fazer sexo (entre si). Os solteiros não têm esse direito, a menos que haja um grande potencial de levar a um relacionamento "sério". O acesso ao sexo e à intimidade é um importante motivador para entrar na escada rolante, como demonstra um estudo de 2022 conduzido por Park e MacDonald, o qual revela que os solteiros que estão satisfeitos com sua vida sexual expressaram menos desejo de encontrar um parceiro fixo.

A proibição do sexo antes do casamento tem várias origens, mas uma personalidade histórica a quem podemos atribuir parte da culpa é a Rainha Vitória da Inglaterra, que dificultou muito a vida dos seres sexuais. A repressão sexual surgida na era vitoriana ainda afeta até hoje a cultura ocidental. O reinado de Vitória, com seus rigorosos códigos morais e normas sociais, afetou profundamente as atitudes em relação ao sexo, considerando-o mais necessário para a procriação do que um aspecto prazeroso da vida humana.

A restrição ao sexo durante esse período também teve, em parte, o objetivo de controlar as mulheres. A repressão da era vitoriana lançou as bases para um movimento de resistência que culminou na revolução sexual dos anos 1960. A revolução levou a uma mudança social, desafiando as normas tradicionais em torno da sexualidade e defendendo a liberação sexual. No entanto, como a história nos mostra, o progresso e o retrocesso geralmente andam de mãos dadas.

Não vejo problema algum em não transar se não quisermos, mas acho inaceitável que qualquer pessoa ou grupo de pessoas imponha suas opiniões à nossa escolha pessoal. O sexo é incrivelmente eficaz no combate ao estresse e contribui para uma boa noite de sono (em outras palavras, florescer também ajuda a fortalecer sua base). O sexo ajuda as pessoas a formar vínculos. De modo geral, o sexo faz bem e, para quem quer e gosta, não transar o suficiente afeta negativamente a saúde e a felicidade.

Os solteiros podem usufruir de uma maior variedade sexual e novidade se quiserem. Contudo, dados do Levantamento Social Geral indicam que o número de pessoas que fazem sexo pelo menos uma vez por semana está caindo, especialmente entre os jovens. Cerca de 23% das mulheres e 30% dos homens com menos de 30 anos disseram que não tiveram qualquer atividade sexual no último ano.

O declínio da atividade sexual é um tema complexo e, embora cientistas comportamentais estejam tentando desvendar o fenômeno, ainda não chegaram a um consenso. No entanto, acho que você já deve imaginar quem é o principal culpado: seu (maldito) celular. Além disso, muitas pessoas priorizam o trabalho e o estudo, e as exigências cada vez maiores do mundo do trabalho e da vida acadêmica deixam pouco espaço para relacionamentos românticos e sexuais. Além disso, o aumento dos problemas de saúde mental, como a ansiedade e a depressão, pode reduzir muito o desejo e a satisfação sexual (bem como os medicamentos usados para tratar esses problemas). O medo de doenças sexualmente transmissíveis também tem seu papel, e cabe ao indivíduo decidir como lidar com esses riscos fazendo exames, praticando o sexo seguro e conversando com os parceiros.

Outro exemplo de florescer por meio da emoção positiva é desenvolver o gosto pelas boas coisas da vida. O gosto costuma ser definido como uma preferência pessoal, particularmente em relação à estética na arte, design e experiências. O bom gosto é uma habilidade aprendida, cultivada por meio de educação, exposição e experiência. O prazer de experiências estéticas como música, arte, roupas, comida e decoração é influenciado pela exposição repetida e pela facilidade do indivíduo para processar essas experiências.

Esse modo de pensar lembra muito a abordagem francesa ao prazer, que enfatiza a qualidade à quantidade e encoraja as pessoas a curtir sem culpa os prazeres simples da vida. Tornar-se mais "francês" na busca pelo prazer é mergulhar no processo de apreciação e refinamento. Desacelere, aprecie uma experiência, seja tomando um cappuccino, ouvindo uma sinfonia ou escolhendo a baguete perfeita (lembrando que é importante fazer isso sem culpa). Os franceses conhecem bem este segredo: viver de verdade é saborear a vida plenamente, com discernimento, elegância e apetite pela alegria de viver. Para um curso intensivo, recomendo assistir *Ratatouille*.

Em conclusão, cultivar emoções positivas envolve um delicado equilíbrio e atenção plena. Conheça a si mesmo, abrace a comunidade, aprecie as experiências e, o mais importante, permita-se viver uma vida rica em variedade e profundidade.

À medida que nos aproximamos do fim deste livro, é hora de reconhecer o progresso que você, leitor, fez. Vimos como os estereótipos negativos em torno dos solteiros podem contribuir para a sua própria percepção negativa da solteirice. Agora, à medida que faz a transição para um Solo completo, espero que você esteja começando a ver como pode ter uma vida fora de série. Para isso, você precisa conhecer a si mesmo.

E, para conhecer a si mesmo, é interessante passar um tempo sozinho.

UMA CARTA DE AMOR SOLO

Steve, vendedor aposentado de tecnologia, Raleigh, Carolina do Norte, Estados Unidos

Um dia na minha vida Solo:

Manhã:

- Acordar às 3h da manhã.
- Alimentar meus dois cachorros.
- Passear com um cachorro por 45 minutos, curtindo a tranquilidade e a escuridão da madrugada.
- Três horas de ginástica e ioga.
- Uma hora nadando.
- Compras/biblioteca/veterinário conforme necessário.

- Café da manhã.
- Passear com o outro cachorro em trilhas na natureza.

Tarde:
- Dedicar-me ao meu projeto "faça você mesmo" atual.
- Tarefas domésticas – limpar, aspirar a casa, cortar a grama, lavar roupas, cozinhar em grandes quantidades para congelar.
- Hobbies: escrever meu blog, pintar, desenhar, tocar bateria.
- Siesta: um cochilo de meia hora à tarde, se eu estiver cansado.

Noite:
- Passeio descontraído de 45 minutos com os dois cachorros. Socializar com vizinhos e outros caminhantes.
- Conversar com a minha mãe e amigos por telefone.
- Alimentar os cachorros.
- Jantar.
- Ler, navegar na internet, participar de fóruns, pesquisar projetos "faça você mesmo", assistir a vídeos de resgate de cães e ver séries na TV.
- Ir para a cama antes das 20h.

Aos 21 anos, conheci minha futura esposa. Ela era dezoito anos mais velha, havia se separado pouco tempo antes e tinha dois filhos (de 5 e 10 anos). Fomos morar juntos em questão de semanas e passamos vinte e nove anos juntos. Em 2018, ela foi diagnosticada com câncer de pulmão e morreu oito meses depois. Nem sempre é fácil ser um Solo. Sinto muita falta da minha esposa. Agora tenho que contar mais com a ajuda de amigos e vizinhos. Eu sentia falta de ter alguém com quem conversar, mas agora escrevo meu blog e gosto de conversar com conhecidos casuais. Tentei o namoro online, mas não gostei. Ainda não conheci ninguém na vida real e não tenho muito interesse em buscar ativamente um relacionamento.

Não sofro com os tipos de desafios sociais, ansiedades, expectativas ou críticas que os outros Solos costumam mencionar. Acho que é porque eu sempre fui um lobo solitário, porque sou homem, porque sou autoconfiante e não me importo com o que as pessoas pensam de mim. Além disso, ser viúvo é uma espécie de escudo social.

Passo muito tempo sozinho, mas é raro sentir solidão. Para mim, ser um Solo é incrível. Nunca mais quero morar com alguém nem entrar na escada rolante. Eu já fiz isso. Foi maravilhoso, mas esse capítulo da minha vida está encerrado.

UMA CARTA DE AMOR SOLO

Suzette, gerente de projetos e organizadora, Alexandria, Virgínia, Estados Unidos

Quando eu tinha 32 anos, fui convidada para um casamento. Fiquei com vergonha de ir sozinha. Eu achava que ir sozinha a um casamento era um sinal de que ninguém me queria. Pedi a um amigo, Don, que fosse comigo. Mas Don estava longe de ser a alma da festa. Ficamos sentados a uma mesa morrendo de tédio. Eu queria dançar com meus amigos, mas não queria deixar Don sozinho. Foi muito chato e acho que fomos os primeiros a sair. Me joguei na cama naquela noite declarando: "Odeio casamentos!".

Comecei a me perguntar como seria se eu fosse mais confiante na minha solteirice. Comecei a fazer mais coisas sozinha. No começo, eu ficava muito nervosa. Na primeira vez que fui ao cinema sozinha, fiquei o tempo todo me perguntando se as pessoas me achariam esquisita ou se seria uma experiência muito ruim para mim. No fim, foi ótimo! Pude escolher o filme, o lugar onde sentar e o meu lanche.

Na primeira vez que saí para almoçar sozinha, também fiquei bem nervosa. Peguei um lugar na parte externa do restaurante, ao sol, e sorri para as pessoas que passavam na rua. Elas sorriram de volta e não pareceram ligar de eu estar comendo sozinha, então relaxei.

Quando eu ia sozinha a um museu, podia perambular pelas pinturas no meu próprio ritmo. Conversei com desconhecidos e fiz novos amigos. Eles gostaram de mim. E eu gostei de mim.

Meu círculo social se expandiu. Percebi que eu não precisava ter um namorado, noivo ou marido para ser feliz. Meus amigos não apenas aceitaram, mas acolheram minha vida de solteira – e eu também.

Dia desses, fui convidada para outro casamento. Decidi que, dessa vez, eu iria sozinha. Foi maravilhoso. Sentei-me à mesa com meus amigos e dancei a noite toda. Quando cheguei em casa e me joguei na cama, dormi feito uma pedra. Não sei quando vou receber o próximo convite de casamento, mas sei que estarei lá com certeza!

13

Um argumento a favor da solitude

Virginia Woolf nasceu em uma proeminente família literária de Londres em 1882. O pai dela, Sir Leslie Stephen, era um renomado autor e editor; a mãe, Julia Jackson, era uma artista conhecida. Crescer em um ambiente tão intelectual e artisticamente estimulante teve grande impacto em sua criatividade. Woolf vivia questionando as regras.

Em 1929, ela escreveu o famoso livro *Um Quarto Só Seu*, explorando por que as escritoras mulheres não eram tão numerosas nem tão bem-sucedidas quanto os escritores homens. Woolf concluiu que as mulheres tinham poucas oportunidades de expressão criativa porque não tinham tempo nem espaço para a solitude. Elas viviam ocupadas demais cuidando dos outros. Ela defendeu que as mulheres precisavam de meios financeiros para se sustentar, a fim de que não precisassem depender dos homens para seu sustento. Elas também precisavam de espaço e tempo para pensar e escrever sem distrações.

As mulheres precisavam de um quarto só delas.

Apenas nove anos depois, Marjorie Hillis, editora e escritora de sucesso da revista *Vogue*, escreveu *Live Alone and Like It: A Guide for the Extra Woman* (algo como "O prazer de viver sozinha: um guia para a 'mulher extra"'). O guia foi escrito para ensinar mulheres solteiras a curtir e aproveitar sua independência ao máximo. É, basicamente, um livro sobre como cuidar de si, oferecendo orientações tão variadas quanto decoração, lazer, finanças e viagens solo. O livro foi uma revelação cultural, vendendo mais de quinhentos mil exemplares. O presidente Franklin D. Roosevelt foi flagrado lendo o livro.

"Mulher extra" foi um termo utilizado nas décadas de 1920 e 1930 para se referir a mulheres solteiras e independentes que contrariavam os papéis tradicionais de gênero, em especial casar-se e ter filhos. Essas solteironas eram consideradas "extras" porque não se encaixavam nas normas sociais da época. Hillis preferia o termo *Live Aloners* ("mulheres que vivem sozinhas") por refletir uma escolha consciente e positiva de passar um tempo em solitude.

Reconhecer e apreciar as oportunidades da solitude é um passo essencial para o aspirante a Solo. É verdade que nem sempre é fácil ficar sozinho – do mesmo modo como não é fácil ser solteiro –, mas as oportunidades são numerosas e incríveis. Passar um tempo em solidão permite que as pessoas descansem e se recuperem do estresse e das demandas diárias. Também promove a autorreflexão, abre um espaço para explorações espirituais e estimula a criatividade. E, talvez o mais importante, oferece aos Solos uma oportunidade incrível de passar bons momentos com a pessoa mais importante de sua vida: eles mesmos.

Estudiosos e leigos afirmam que os seres humanos são criaturas sociais, mas não é por isso que a pessoa precisa socializar o tempo todo. É crucial equilibrar a solitude com a socialização. Poucas pessoas são 100% lobos solitários, assim como ninguém quer estar em uma rave sem fim.

Os cientistas sociais estão preocupados, e com razão, com o problema muito real da solidão, mas poucos se voltam a estudar o fenômeno oposto, chamado *aloneliness* (algo como "falta de solitude"), a experiência estressante de não se permitir tempo suficiente sozinho.

Embora os humanos sejam animais sociais e a maioria das pessoas precise interagir durante pelo menos uma parte do tempo, estar em constante proximidade com outras pessoas pode ser demais. De acordo com um levantamento do Projeto Hamilton em 2020, 79% das mães casadas sentiam que não tinham tempo suficiente para si mesmas, ao passo que as mulheres solteiras foram muito menos propensas a relatar a mesma experiência.

Um velho amigo da faculdade, Tony, é casado e tem três ou quatro filhos. Estou brincando. São três. Tenho certeza.

Tony é um pai maravilhoso, mas não é fácil ser pai. Quando os filhos dele eram pequenos, Tony inventou um jeito de aproveitar a solitude em meio ao caos de sua vida. Acho que ele era a única pessoa no aeroporto que adorava quando o voo atrasava. Enquanto todos surtavam ao seu redor, ligando para a companhia aérea ou fazendo postagens furiosas, Tony curtia o momento com brilho nos olhos. Ele entrava na livraria do aeroporto, escolhia um livro e encontrava um lugar tranquilo para ler e apreciar a solitude.

Assim como a Cachinhos Dourados do conto de fadas, que procurava um mingau que não fosse nem muito quente nem muito frio, mas na medida certa, é fundamental encontrar o equilíbrio certo entre socialização e solitude. Tony encontrou sua "solução Cachinhos Dourados" para lidar com a sobrecarga de socialização. Passar esse tempo sozinho lhe permitia descontrair, refletir e aprender algo novo.

Ao contrário de Tony, os solteiros tendem a ter mais controle sobre o tempo. Eles podem escolher quando socializar e quando desfrutar da solitude. Eles alcançam ativa e deliberadamente esse equilíbrio, reservando um tempo para a reflexão e o crescimento pessoal. Como Tony, os solteiros encontram a própria "solução Cachinhos Dourados", adaptada a seu estilo de vida, com uma combinação de interações sociais e solitude.

As preocupações relacionadas à solidão podem receber mais atenção que os numerosos benefícios oferecidos pela solitude, sobretudo quando usufruída de maneira construtiva. Não é só o tempo de solitude que importa. Também importa o que você faz com isso.

Muito se fala sobre a pesquisa publicada na revista *Science* demonstrando que as pessoas preferem levar um leve choque elétrico a passar quinze minutos sozinhas em uma sala. No entanto, as interpretações do estudo caracterizam injustamente a solitude. Nenhum programa de meditação razoável exige que os iniciantes passem quinze minutos sentados em silêncio com seus pensamentos. Não é fácil chegar a esse tempo. A pesquisa foi feita para criar tédio, e ninguém gosta de sentir tédio. Eu gosto de ficar sozinho, mas não sem nada para fazer. Se eu tiver que escolher entre ficar sentado sem nada para fazer e levar um choque rápido para passar o tempo, por que não? Mas e se você me der um lápis e um papel ou um livro para ler? Vou pedir mais meia hora. Feche a porta quando sair e pode levar sua máquina de choque!

A solitude traz muitos benefícios se você souber usá-la. A solitude pode ser benéfica para o desenvolvimento dos adolescentes, mas o mesmo não pode ser dito do tempo que eles gastam nas redes sociais.

Criatividade

Estou longe de ser um eremita, mas entendo o apelo do lobo solitário, que opta por se afastar da hierarquia de status imposta pela sociedade. Na minha juventude, cheguei a cogitar a possibilidade de tentar me tornar o reitor de uma universidade. Um objetivo ambicioso, considerando que cresci estudando em escolas públicas. Pensando bem, um cargo de tamanho prestígio seria bem sofrido para mim, me prendendo a uma agenda repleta de reuniões em salas com frias lâmpadas fluorescentes. Hoje, prefiro passar meu tempo em um café aconchegante, bebericando cappuccinos, imerso no trabalho criativo.

Minha ambição é criar mais do que consumo. Estudos demonstram que a solitude é propícia ao processo de criação. Por exemplo, uma pesquisa conduzida por Gregory Feist revela que as pessoas que acolhem a solitude têm maior probabilidade de se envolver em atividades criativas. Além disso, outra pesquisa mostra uma associação positiva entre o tempo passado em solitude e ter ideias originais.

A pesquisa indica que as pessoas que passam um tempo em solitude tendem a se engajar em "reflexões internas construtivas", o que auxilia na geração de conceitos criativos. O estudo também revelou que os introvertidos tendem a se beneficiar mais da solitude dessa maneira que os extrovertidos. Acho que isso surpreendeu um total de zero pessoas.

Os benefícios da solitude para atividades criativas são impressionantes. Pessoas que escolhem viver sozinhas ou que reservam deliberadamente um tempo para a solitude em relacionamentos convencionais têm uma representação desproporcional entre os criativos, especialmente na literatura. Fenton Johnson, em seu livro *At the Center of All Beauty: Solitude and the Creative Life* (algo como "No centro de toda beleza: a solitude e a vida criativa"), descreve solitários icônicos como Walt Whitman, Nina Simone, Emily Dickinson e Henry David Thoreau. Em seu livro *Daily Rituals* (algo como "Rituais diários"), Mason Curry revela como as mentes mais brilhantes, como Voltaire, Einstein e Joan Didion, usavam a solitude para criar. Uma exceção digna de nota foi Jane Austen, que era forçada a escrever na sala da casa dos pais e esconder suas anotações dos convidados. Enquanto muitos criativos icônicos apreciavam sua solitude, a genialidade de Jane Austen floresceu *apesar* de ter de criar na presença de outras pessoas – fica à nossa imaginação pensar no que ela poderia ter realizado na tranquila santidade de um cômodo isolado.

Descanso, recuperação e reflexão

Celebro a solitude como uma oportunidade para descansar, me recuperar e refletir. Qualquer pessoa que já tenha feito uma pausa depois de um rompimento romântico sabe o valor do tempo passado em solitude.

Você já se pegou dizendo: "Preciso ficar sozinho" quando está chateado? Imagine estar em uma prisão onde é impossível ficar sozinho. Os detentos deitam-se na cama, viram o rosto para a parede e todo mundo sabe que é melhor deixá-los em paz.

Pesquisas confirmam aquilo que o nosso corpo já sabe intuitivamente. Um estudo publicado no *Journal of Research in Personality* em 2014 por Nguyen, Ryan e Deci constatou que passar um tempo sozinho pode atenuar as emoções negativas. Os pesquisadores observaram que as pessoas sentem emoções menos intensas quando estão sozinhas do que quando estão com outras pessoas, o que, segundo os autores, pode ser explicado pela ausência de feedback social quando estão sozinhas.

No mundo acelerado em que vivemos, pode não ser fácil arranjar tempo para descansar e se recuperar. Pesquisas confirmam a ideia de que ficar um tempo sozinho pode ajudar na recuperação do estresse e de traumas. Por exemplo, um estudo publicado na *Health Psychology* em 2015 por Thoma e outros pesquisadores revela que a solitude pode ajudar na redução dos níveis de estresse e promover a recuperação psicológica. Passar um tempo sozinho fornece um espaço seguro para as pessoas processarem suas emoções e experiências sem distrações ou pressões externas.

Passei a maior parte da vida adulta morando sozinho enquanto mantinha uma agitada vida social. Ultimamente, ando obcecado pelo trabalho criativo – escrever, ler e trabalhar no meu podcast. Em vez de manter uma agenda social exaustiva ou viajar pelo mundo, tenho passado mais tempo sozinho para viajar na minha cabeça. Se você estiver em busca de uma experiência verdadeiramente restauradora, passar um tempo sozinho na natureza é muito propício para a saúde física e mental.

A solitude também promove a reflexão – espiritual ou não.

Pesquisas evidenciam que a solitude pode ajudar as pessoas a desenvolver um maior senso de propósito e sentido para a vida. Por exemplo, um estudo de 2003 conduzido por Long e Averill e publicado no *Psychological Bulletin* mostra que a solitude pode ser propícia à autodescoberta e ao crescimento pessoal, permitindo que as pessoas mergulhem profundamente em seus pensamentos e emoções. Esse processo introspectivo pode levar a uma compreensão mais clara dos próprios valores e prioridades. Outro estudo de 2018 conduzido por Nguyen e outros pesquisadores e publicado no *Personality and Social Psychology Bulletin* revelou que passar um tempo sozinho pode promover um senso de autonomia e independência, o que contribui para a autoestima da pessoa.

Ao longo da história, muitas tradições religiosas e espirituais também reconheceram o valor da solitude para a reflexão e o crescimento espiritual. Jesus passou quarenta dias sozinho no deserto. (E o que ele ganhou com isso? Ser tentado pelo Satanás.) As tradições monásticas nas culturas cristã, budista e hindu incorporam períodos de solitude e silêncio para facilitar a contemplação e a oração. Por exemplo, monges budistas fazem retiros de vipassana, que envolvem meditar em silêncio durante períodos prolongados. Alguns povos nativos americanos mantêm a tradição de partir em jornadas em busca de uma conexão com o sagrado e o autoconhecimento, indo sozinhos para o deserto para obter visões e orientações espirituais. O profeta Maomé recebeu sua primeira revelação durante um período de reflexão na caverna de Hira.

Aqueles monges satisfeitos na solitude e com um cérebro superfeliz parecem estar no caminho certo.

Maximize as experiências

"Ignore as banalidades e as trivialidades que vê na TV ou lê nos jornais. Para ser livre e sozinho no labirinto da cidade, o flâneur anseia por revelações que tenham o poder de mudar sua vida." É o que diz Federico Castigliano em seu livro *Flâneur: The Art of Wandering the Streets of Paris* (algo como "Flâneur: A arte de perambular pelas ruas de Paris"). Federico, um acadêmico, autor e Solo orgulhoso, me ensinou sobre o flâneuring – o ato de vagar sem rumo por uma cidade absorvendo as paisagens, sons e aromas sem qualquer destino específico em mente.

O conceito do flâneuring surgiu na cultura parisiense do final do século XIX, referindo-se a uma pessoa de posses que se vestia bem e passeava sem rumo pela cidade. Em suas andanças, os flâneurs exploravam a cidade e a viam de uma perspectiva única, desvinculada da agitação do dia a dia.

Federico diz que Paris é a cidade ideal para o flâneuring em virtude de suas amplas avenidas, arquitetura deslumbrante, parques abundantes e excelentes oportunidades para observar as pessoas. De qualquer maneira, ele sugere que o ideal é praticar o flâneuring sozinho. Com isso, você pode mergulhar totalmente na experiência sem precisar negociar nem fazer concessões. O conceito do flâneuring reconhece que as pessoas podem, sim, agregar valor a uma experiência, mas também podem ser uma fonte de distração. Distrações podem surgir porque o companheiro pode não ser o melhor parceiro para essa atividade ou simplesmente pode ser incompatível. Uma pesquisa voltada a examinar experiências individuais em comparação com experiências compartilhadas, publicada no *Journal of Marketing Research* por Wu e outros pesquisadores em 2021, constatou que, quando as pessoas precisam tomar decisões juntas, elas tendem a se concentrar em alinhar suas preferências. Esse alinhamento muitas vezes envolve concessões sobre o que fazer ou o que comprar, o que pode levar a um resultado abaixo do ideal para ambas as partes em comparação com seus desejos individuais iniciais. Pense na experiência de ir ao cinema.

Ir sozinho evita a necessidade de cooperar com outras pessoas. Quem vai sozinho ao cinema pode escolher o filme que quiser, o horário que quiser e o lugar que quiser na sala de cinema. (Também sentem menos culpa por comer um balde inteiro de pipoca.)

Saia de casa sozinho

Mesmo com os benefícios da solitude, as pessoas relutam em fazer as coisas sozinhas. Grande parte da relutância resulta da crença de que os outros pensarão que elas são patéticas e mal-amadas. Esses sentimentos são exacerbados pelo "efeito holofote", que leva você a achar que todo mundo vai notar aquela mancha na sua camisa quando, na verdade, pouquíssimas pessoas percebem (e, quando percebem, não dão a mínima).

No Japão, essas crenças equivocadas levam as pessoas a contratar o "cara que não faz nada", Shoji Morimoto, um homem que é pago apenas para acompanhar os clientes. Algumas pessoas têm tanta vergonha de fazer coisas sozinhas que se dispõem a pagar Shoji só pela companhia: acompanhar um cliente a uma entrevista de emprego, comparecer ao lançamento de um livro ou apenas tomar uma xícara de café. Como ele explicou em uma entrevista: "Não sou amigo nem conhecido. Meus clientes não precisam se preocupar com as chateações que acompanham os relacionamentos, mas eu alivio a solidão deles".

Caso você esteja se perguntando, Morimoto é casado.

Fiquei curioso para saber quais atividades as pessoas fazem sozinhas. Algumas seriam óbvias, como fazer compras. Outras nem tanto. Shows de música? Apresentações de comédia? Pescaria? Para responder a essa pergunta, fiz uma lista de vinte e cinco atividades em espaços acessíveis ao público e perguntei a americanos solteiros e casados quais dessas atividades eles faziam. A maioria das atividades era prazerosa (por exemplo, show de música, cinema), outras eram práticas (por exemplo, fazer compras) e algumas eram realizadas ao ar livre (caminhadas, pescaria).

Os respondentes foram questionados se faziam a atividade e, em caso afirmativo, se a faziam sozinhos ("Sim, com frequência", "Sim, raramente" ou "Nunca"). Apenas os respondentes que afirmaram praticar a atividade foram incluídos nas análises.

A primeira constatação foi uma enorme variação nas respostas, desde a atividade que as pessoas mais fazem sozinhas (comprar roupas, com mais de 95% para os dois grupos) até aquela que elas menos fazem sozinhas (esquiar, 18,5% para os solteiros contra 9,5% para os casados). Os resultados estão na Tabela 2.

Os solteiros têm muito mais chances de fazer atividades sozinhos em público do que os casados (56% contra 39%, respectivamente). Esse padrão se manteve para todas as vinte e cinco atividades. Para diferenças entre casados e solteiros, a menor foi a compra de roupas. A maior diferença foi ir ao cinema (58% para os solteiros contra 25% para os casados). Curiosamente, sete das dez maiores diferenças estavam relacionadas com experiências de consumo, como shows de música e comer em um restaurante (Tabela 3).

Os dados do levantamento me deixaram feliz e triste ao mesmo tempo. Para começar, fiquei feliz ao ver tantos solteiros saindo pelo mundo e vivendo a vida – indo a shows, visitando museus, fazendo caminhadas e até caçando. (O bom de caçar sozinho é que é mais difícil levar um tiro por acidente.) Esses solteiros não estão esperando alguém chegar para completá-los e lhes dar uma desculpa para viver a vida.

Também fiquei triste pelas pessoas casadas que provavelmente estão deixando de fazer atividades que gostariam de fazer sozinhas ou sendo arrastadas para eventos dos quais, na verdade, não gostariam de participar.

Uma pesquisa de Hamilton e Ratner publicada em 2015 no *Journal of Consumer Research* analisou vieses que impedem as pessoas de fazer atividades sozinhas em público. Conversei com Hamilton sobre a pesquisa e ela me disse que o viés ocorre em diferentes culturas:

> *Quando comparamos as preferências de atividade entre os consumidores da China, da Índia e dos Estados Unidos, descobrimos que todos os três grupos se mostraram consideravelmente menos interessados em ver um filme sozinhos no cinema do que em ver o mesmo filme no cinema com dois ou mais amigos. Apesar de o filme ser o mesmo, eles acreditavam que gostariam menos se o vissem sozinhos do que com amigos.*

ATIVIDADE SOZINHO	SOLTEIROS	CASADOS	DIFERENÇA
Comprar roupas	96%	95%	1%
Caminhar	95%	87%	8%
Fazer compras no supermercado	94%	88%	5%
Correr	83%	75%	8%
Ir a um café	80%	67%	13%
Viagem nacional	78%	65%	14%
Pedalar	74%	53%	21%
Fazer uma trilha	65%	41%	24%
Comer em um restaurante informal	64%	41%	23%
Ir a um museu	58%	31%	27%
Ir ao cinema	58%	25%	33%
Viajar de carro	57%	42%	15%
Pescar ou caçar	53%	30%	23%
Viagem internacional	52%	41%	11%
Ir ao teatro	51%	21%	30%
Ir a um bar	49%	20%	29%
Pedalar na natureza	48%	35%	13%
Jantar de confraternização	47%	26%	21%
Show de música	42%	16%	26%
Ir a um casamento	38%	22%	16%
Jantar em um restaurante sofisticado	34%	11%	23%
Evento esportivo	28%	22%	6%
Sair para uma balada	27%	10%	17%
Apresentação de comédia	22%	11%	11%
Esquiar	19%	10%	9%

Tabela 2: Frequência de realização de atividades sozinho por americanos solteiros e casados (N = 254). A tabela apresenta vinte e cinco atividades realizadas em público e a porcentagem dos respondentes que fazem essas atividades sozinhos. Os dados variam das atividades mais comuns às menos comuns para solteiros. As diferenças de frequência são sempre maiores para entrevistados solteiros. Dados de *Single Insights: The Science of Solos* (2022).

ATIVIDADE SOZINHO	SOLTEIROS	CASADOS	DIFERENÇA
Ir ao cinema	58%	25%	33%
Ir ao teatro	51%	21%	30%
Ir a um bar	49%	20%	29%
Ir a um museu	58%	31%	27%
Show de música	42%	16%	26%
Caminhada	65%	41%	24%
Comer em um restaurante informal	64%	41%	23%
Pescar ou caçar	53%	30%	23%
Jantar em um restaurante sofisticado	34%	11%	23%
Jantar de confraternização	47%	26%	21%

Tabela 3: As maiores diferenças em fazer sozinho atividades em locais públicos entre pessoas solteiras e casadas. Dados de *Single Insights: The Science of Solos* (2022).

Para derrubar essa crença, os pesquisadores realizaram um estudo no campus da Universidade de Maryland, onde algumas pessoas foram sozinhas a uma galeria de arte e outras foram acompanhadas. Embora os respondentes que foram sozinhos esperassem ter uma experiência menos favorável, eles acabaram gostando tanto da experiência quanto os que foram acompanhados.

Solitude: um jeito de se amar

Greta Garbo declarou: "Eu nunca disse: 'Quero ficar sozinha'. Eu só disse: 'Quero que me deixem sozinha'. São duas coisas diferentes". Passar um tempo de qualidade sozinho permite que você faça uma espécie de autoavaliação e conheça a si mesmo. Isso é importante para qualquer pessoa, solteira ou em um relacionamento, mas os solteiros têm a vantagem de ter muito mais oportunidades de solitude. Além disso, os pilares do estilo de vida Solo – ser completo, autossuficiente e aberto a abordagens não convencionais – são essenciais para abraçar a solitude e usufruir de seus benefícios, especialmente se você acabar se decidindo por um relacionamento.

- **Sentir-se completo:** ser uma pessoa completa implica encontrar paz interior, especialmente quando você estiver sozinho. Os Solos não precisam encontrar alguma outra pessoa para ter companhia; um Solo é feliz sendo sua própria companhia.
- **Independência e autossuficiência:** esses dois fatores são cruciais ao buscar um equilíbrio do tipo Cachinhos Dourados entre a socialização e um tempo sozinho. Se você for autossuficiente, pode ser mais criterioso ao escolher quando buscar a companhia das pessoas e quando usufruir da própria companhia.
- **Abrir-se ao não convencional:** reconhecer as regras tácitas que ditam o que você deve fazer acompanhado e o que pode fazer sozinho é libertador. Munido desse conhecimento, você pode fazer seus rolês sozinho, confiante e sem dar a mínima para o que os outros podem pensar.

Se tiver interesse em passar mais tempo sozinho, sugiro começar aos poucos, experimentando a solitude intencional. Você pode começar com a primeira atividade da lista da Tabela 2 e ir descendo até encontrar algo que ainda não tentou fazer sozinho. Pode começar pequeno, em um cinema escuro, e ir subindo de nível, indo tomar café da manhã em um hotel até se aventurar a jantar sozinho em um restaurante chique. Para o desafio final, faça uma reserva para jantar no Dia dos Namorados em um restaurante romântico (e leve este livro para ler) ou saia para dançar sozinho (como o meu amigo Darwyn). Ou vá sozinho a um show de comédia. (Observação: os comediantes não escolhem uma pessoa desacompanhada na plateia. Como eles tendem a ser lobos solitários, preferem zombar de casais. De qualquer maneira, o organizador provavelmente não vai escolher você para sentar na primeira fileira.)

Caminhar é outra excelente oportunidade de fazer experimentos com a solitude. Reviva a arte perdida do flâneuring. Como os flâneurs originais, capriche no visual para aumentar sua confiança. Você pode começar indo com um amigo e combinando de se separar por um tempo antes de voltar a se encontrar em um determinado horário. Se você temer pela sua segurança, avise um amigo e mande mensagens em horários programados ou use um aplicativo de rastreamento e peça para seu amigo ficar de olho.

Por fim, prefira atividades que você já gosta de fazer sozinho. Você vai à academia sozinho? Conhece um café no seu bairro com atendentes simpáticos, onde gosta de escrever ou ler? Está aproveitando uma noite tranquila de sexta para cozinhar ou pintar? Seja deliberado nesses momentos. Desligue seu (maldito) celular e mergulhe na atividade.

O segredo é encontrar um equilíbrio entre conexão e solidão que lhe pareça ideal. Quem sabe, da próxima vez que ficar preso no aeroporto, você não vai se lembrar da lição do meu amigo Tony e aproveitar para mergulhar em uma boa leitura?

O que você está esperando?

Marie Edwards e Eleanor Hoover escreveram um livro que descreve o desafio de ser solteiro, apropriadamente intitulado *The Challenge of Being Single* ("O desafio de ser solteiro"). Edwards, uma psicóloga formada pela Universidade Stanford e pela Universidade da Califórnia, em Los Angeles, ministrou um seminário com esse mesmo título na Universidade do Sul da Califórnia. Ela se uniu a Hoover, escritora e colunista consagrada das revistas *Life* e *Cosmopolitan*, para ajudar os solteiros a navegar por um mundo feito para dois.

Um amigo solteiro me deu o livro de presente pouco depois de eu lançar o podcast *Solo*. O livro abre com um sentimento com o qual me identifiquei profundamente: "Se for um dos 43 milhões de solteiros dos Estados Unidos, você está, sem sombra de dúvida, dolorosamente ciente das grandes e numerosas dificuldades de ser um solteiro feliz em uma sociedade na qual se considera que ter um parceiro é a única maneira natural, razoável, saudável e adequada de viver".

Eu pensei: "Quarenta e três milhões de solteiros? O número de solteiros nos Estados Unidos é três vezes maior que isso. De que ano é este livro?".

Uma rápida consulta à página de créditos respondeu à minha pergunta: 1974. Cinquenta anos antes deste livro que você tem em mãos neste exato momento, Edwards e Hoover já abordaram muitos dos mesmos tópicos – mais especificamente, como viver sozinho, sair sozinho e fazer amizades.

Eu tinha acabado de lançar o podcast *Solo* e não via a hora de mudar o mundo. Não pude deixar de pensar em como, cinquenta anos depois da publicação daquele livro, o mundo parece que não saiu do lugar. Pensei: "Será que, daqui a cinquenta anos, alguém vai ouvir meu podcast e pensar a mesma coisa?".

Não. O mundo mudou mais do que apenas demograficamente desde 1974. As perspectivas mudaram muito, como demonstram as Cartas de Amor Solo. As pessoas estão voltando seu olhar dos desafios do passado para as oportunidades de viver uma vida Solo.

A promessa do estilo de vida Solo

Gosto de perguntar aos meus alunos e aos ouvintes do meu podcast: "Você é o herói da história da sua vida?".

É uma pergunta provocativa, especialmente se você conhece o conceito que Joseph Campbell apresentou no livro *O Herói de Mil Faces*, que descreve a estrutura narrativa da jornada do herói. Essa narrativa está por toda parte e você pode encontrá-la em livros e filmes populares, como *Matrix*, *Rei Leão* e *Odisseia*.

A saga de Luke Skywalker em *Star Wars* é um exemplo perfeito da jornada do herói, que se desenvolve em três fases. Primeiro, o herói é chamado para uma aventura que exige que ele saia de seu mundinho. Ao receber um pedido de ajuda da Princesa Leia, Luke parte de seu lar tedioso, porém familiar, no planeta desértico Tatooine, em uma nave espacial. Em seguida, o herói enfrenta tanto inimigos externos quanto demônios internos. Luke evolui de um jovem agricultor insatisfeito para um guerreiro com enorme capacidade de distinguir o certo do errado. Tendo vencido o inimigo e passado por uma transformação pessoal, o herói retorna triunfante. Transformado espiritual e psicologicamente em um Cavaleiro Jedi, Luke lidera a Aliança Rebelde à vitória.

Todo mundo gosta da jornada do herói.

Como os Solos dão super-heróis (e rebeldes) tão bons, a jornada do herói parece ser uma boa metáfora para a reinvenção de solteiro a Solo. Contudo, há outro arco narrativo – que não exige que você saia de casa para mudar o mundo sozinho.

Kim Hudson descobriu que muitas histórias famosas não se enquadram na estrutura da jornada do herói, incluindo *Legalmente Loira*, *Billy Elliot*, *Driblando o Destino* e *Orgulho e Preconceito*. Nessa estrutura narrativa alternativa, que ela chama de "promessa da virgem", os protagonistas são pressionados a conformar-se com o mundo – ou seja, são domesticados, mas tentam expressar seu verdadeiro eu. Uma oportunidade inesperada os leva a um mundo secreto, onde podem ser quem realmente são. Essa recém-descoberta autenticidade ameaça o status quo de seu antigo mundo, perturbando a ordem estabelecida e causando o caos. O protagonista retira-se – muitas vezes sozinho – para refletir e decidir se realmente quer trilhar por esse novo caminho. Depois de escolher sua verdade e abraçar essa nova identidade, o protagonista volta ao mundo comum, que se curva a ele e se ilumina em resposta.

O filme *Frozen*, da Disney, é um exemplo da narrativa da promessa da virgem. A protagonista, Elsa, inicia sua jornada no castelo de Arendelle. Pressionada pelas expectativas, ela esconde o seu poder mágico de criar gelo e neve. O momento decisivo ocorre durante sua coroação, quando seus poderes são expostos sem querer. Com seu segredo revelado, Elsa aproveita sua liberdade, criando um palácio de gelo isolado nas proximidades do castelo, onde ela pode expressar seu verdadeiro eu. Ela declara: "Estou sozinha, mas livre também!".

Apesar dos conflitos que se seguiram e do seu reino ter sido mergulhado em um inverno eterno, Elsa toma a decisão crucial de acolher seus poderes e seu verdadeiro eu. Ela passa essa fase de sua jornada sozinha em seu palácio de gelo, lidando com as consequências causadas por sua transformação. Elsa aprende a controlar seus poderes com amor em vez de medo. Munida desse conhecimento, ela retorna ao reino, e sua aceitação de suas habilidades especiais desencadeia uma profunda transformação no reino, melhorando a vida de todos.

Espero que este livro possa servir como o seu mundo secreto – uma espécie de palácio de gelo.

Comecei com a tese de que ser solteiro não é tão ruim – e o casamento não é tão bom – quanto você foi levado a acreditar. Com os exemplos de solteiros extraordinários e as pesquisas científicas que apresentei, espero ter conseguido convencê-lo.

Eu também queria que você soubesse que está cercado de pessoas que entendem e respeitam a sua vida de solteiro. Espero que você veja as suas próprias experiências refletidas nas Cartas de Amor Solo. Eu sorri, balancei a cabeça efusivamente, levantei o punho e chorei ao ler as mensagens. Fiquei profundamente comovido com a camaradagem e a vulnerabilidade das pessoas. Se você se sentia à deriva – se achando o único diferente –, espero que não seja mais o caso. Por fim, eu queria que você visse as oportunidades da vida de solteiro ao adotar a abordagem Solo. Ser uma pessoa completa vem de reconhecer, aceitar e celebrar o que você tem de único. Os Solos são singulares, mas conectados ao mundo. Nem inferiores nem liminares. "Ser seu próprio pai ou mãe" reforça sua autossuficiência, o que lhe permite curtir o melhor da vida – solteiro ou não. Os "pensadores não convencionais" questionam as regras da escada rolante do relacionamento, bem como outras regras impostas pela sociedade. Ao não adotar automaticamente o pensamento domesticado, você fica livre para quebrar as regras sem precisar ofender ninguém.

Em um mundo feito para dois, os Solos estão muito bem com sua situação atual no que diz respeito aos relacionamentos. Os Solos do tipo "talvez" até gostariam de entrar na escada rolante, mas não ficam desesperados à espera do "par perfeito" – e não precisam se preocupar em ficar com o fraque ou o vestido de noiva preso na escada rolante. (Passei o livro inteiro esperando para fazer uma piada sobre a escada rolante e esta foi a minha última chance.) Enquanto isso, eles estão vivendo uma vida fora de série. Os Solos do tipo "sem chance" quebram as regras abrindo mão de uma parceria convencional e acolhendo uma ampla gama de relacionamentos não românticos e não sexuais. Os Solos do "jeito diferente" escolhem parceiros em um cardápio gigante de relacionamentos não convencionais. Espero que todos esses Solos melhorem ainda mais seus relacionamentos – românticos ou não – usando o design relacional para criar em colaboração as próprias regras e acordos.

À primeira vista, este livro parece ser sobre a vida de solteiro, as razões para celebrar a solteirice e como acolher o que você tem de característico para aproveitar o melhor que a vida tem a oferecer. É isso mesmo, mas não é tudo. Na verdade, o livro trata de transcender o estado civil. É sobre florescer por meio do propósito, da criatividade e de emoções positivas, ao mesmo tempo que mantém uma forte conexão com a comunidade. Os solteiros, dada a sua liberdade inerente, têm um potencial enorme de contribuir para o mundo criando música e arte, abrindo negócios ou inovando e sendo os tios e as tias legais.

Os Solos iluminam o mundo.

Bem-vindo ao movimento

Escrever este livro mudou minha vida. Passei a ter uma ideia mais clara de como fui domesticado e de como estou muito melhor sem a coleira. Estou muito bem com a minha escolha de aderir a um movimento que remonta à primeira pessoa que resistiu a um casamento arranjado.

Assim como a narrativa da promessa da virgem, a transformação de solteiro a Solo tem o poder de mudar o mundo. Quando um número suficiente de pessoas fizer isso, será impossível ignorar a solteirice. A sociedade começará a ver a vida de solteiro como indistinguível da vida de casado. A passagem de um para outro será celebrada, não lamentada. As empresas repensarão seus produtos e serviços e melhorarão a maneira como se comunicam com os solteiros. Os políticos e os religiosos que até então se concentraram nas famílias buscarão soluções para os problemas dos solteiros. Os acadêmicos farão mais pesquisas revelando a riqueza de adotar o estilo de vida Solo.

Enquanto isso não acontecer, seja muito bem-vindo ao movimento. Não, não vamos fazer manifestações nem protestos pelas ruas das principais capitais do mundo. (Bom… se você quiser organizar alguma manifestação, vá em frente e marche!) Seremos revolucionários e rebeldes simplesmente por viver uma vida fora de série. Como Susan B. Anthony, Marjorie Hillis, Henry Rollins, DTLA Josh e Thelma, você será um exemplo, inspirando as pessoas a quebrar as regras em um mundo feito para dois. Quem sabe até a tia Sally não tope entrar no barco também?

Dito isso, vou perguntar uma última vez: o que você está esperando?

Junte-se à Comunidade Solo no site https://petermcgraw.org/solo/.

Agradecimentos

Meu plano era escrever este livro e depois encontrar uma editora. O homem faz planos. Deus dá risada.

Fui convencido a escrever uma proposta para o livro, e meu agente literário, Jim Levine, a submeteu às editoras. Ninguém se interessou, exceto uma editora jovem e enérgica, Elizabeth Gassman, que se arriscou a publicar um conteúdo transgressor no formato convencional de um livro. Valeu, Liz!

Precisei de muita ajuda na edição. Mais uma vez, sou profundamente grato a Liz, que cortou uma de cada três palavras do primeiro manuscrito. (Se eu pudesse voltar no tempo e soubesse quais palavras seriam cortadas, poderia simplesmente ter deixado de escrevê-las.) Outro grupo de pessoas inteligentes e generosas me ajudou a poupar muitas dores de cabeça para Liz, em especial Kimberly Kessler e Brannan Sirratt. Três leitores, Mary Dahm, Suzette Smith e Mark Ferne, fizeram excelentes observações e sugestões editoriais inestimáveis. Laura Grant e Jessalyn Dean ajudaram em alguns capítulos e com alguns dados. Kriss Rita foi indispensável na curadoria e na edição das Cartas de Amor Solo. Shane Mauss e Jennifer O'Donnell fizeram ajustes sem os quais este livro não seria tão informativo nem tão interessante.

A gratidão é como o amor. Deve ser oferecida sem restrições e com generosidade. Sou eternamente grato a todos vocês.

O podcast *Solo* tem sido meu laboratório e meu playground para desenvolver muitas das ideias que apresentei aqui. Agradeço a todos os meus convidados. Gostaria de destacar alguns que foram especialmente importantes para este livro: Julie Nirvelli, Kym Terrible, Iris Schneider, Amy Gahran, Laura Grant, Shane Mauss, Sasha Cagen, Kris Marsh, Kriss Rita, Suzette Smith, Monique Murad, Jessalyn Dean e Mary Dahm. Tiro o meu chapéu de caubói para a equipe do podcast – Mariah Baerend, Steffen Baerend e Josh Mishell – e para o editor, James Martin. Obrigado a todas as pessoas que me ajudaram com as mídias sociais e outras plataformas: Sophia Schelle, Veronica Welch, Erik Jefferies e Nicole Mueksch.

Minha equipe de pesquisa fez contribuições que simplesmente não têm preço: Anant Gupta, Sarah Garcia, Daniel Lastine, Jorge Renteria e, principalmente, Jenyfer Lara-Serrano. Também gostaria de destacar alguns pesquisadores cujos estudos ou recomendações foram cruciais para o livro: Bella DePaulo, Amy Gahran, Bill Von Hippel, Elyakim Kislev, Craig Wynne, Eric Klinenberg, Geoff MacDonald, Stephanie Coontz, Richard Meadows, Kris Marsh, Eli Finkel, Joseph Henrich, Caleb Warren, Michael Sargent, Jeff Larsen, Dan Bartels, Lawrence Williams, Ketaki Chowkhani, Kinneret Lahad, Iris Schneider, Chuan He, Nicole Reinholtz, Barb Mellers, Phil Tetlock, Danny Kahneman e Shane Mauss. Estendo minha gratidão a Larry Weissman e Sascha Alper, que me ajudaram a posicionar melhor minha proposta, e a Sheila Paxton, que me inspirou a nomear os quatro tipos de Solos.

Uma série de amigos fora de série me ajudaram com incentivo, conselhos, conhecimento e entusiasmo pelo projeto Solo. Meu coração transborda de amor por eles: Darwyn Metzger, Mary Dahm, Mark Ferne, Kym Terrible, Julie Nirvelli, Lawrence Williams, Stephen Morrison, Sheila Paxton, Todd Engmann, Rachel Beisel, James Craig, Janet Schwartz, Kathleen Vohs, Kristin Diehl, Jonathan Levav, Paul Shirley, Jessalyn Dean, Amy Gahran, Laura Grant, Paige Stephens, Joel Warner, Jeff Leitner, Ethan Decker, Kevin Monk, Eric Lassahn, Phil Fernbach, Matt De Caussin, Dan Cohen, Emma Chitters, Sarah Stinson, Christina Martinez, Bett Morris, Meg Campbell, Barnet Kellman, Dan Ariely, David Yeats, Natalie Barandes e Lacey.

Para a comunidade Solo (junte-se a nós no site https://petermcgraw.org/solo/), este livro não teria sido possível sem os insights e histórias compartilhadas por vocês. Meus agradecimentos especiais a Jordan El-Hag, por me encorajar a pensar uma definição mais precisa dos Solos no início do podcast. Agradecimentos ainda mais especiais às pessoas que enviaram as Cartas de Amor Solo. Este livro não seria o mesmo sem elas.

Um alô a três lugares onde passei muito tempo escrevendo além do meu apartamento e do meu escritório: a área de trabalho da The Process de Paul Shirley, o Denver Sports Recovery e inúmeros cafés. Obrigado também ao zelador do meu prédio por me ajudar com o trabalho de imprimir as coisas que eu precisava!

Para minha irmã, Shannon, eu te amo.

Se você chegou até aqui se perguntando se recebeu os agradecimentos merecidos e não encontrou seu nome, peço desculpas pela omissão. Sua contribuição foi, sim, muito importante.

Para o alto e avante!

1 2 3 4 5 6 7 8 9 10
2024